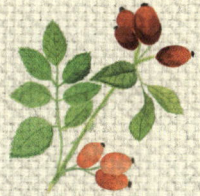

KARINA
NOUMAN

Fräulein Grüns

IMMUNKRAFT
—— AUS DER ——
NATUR

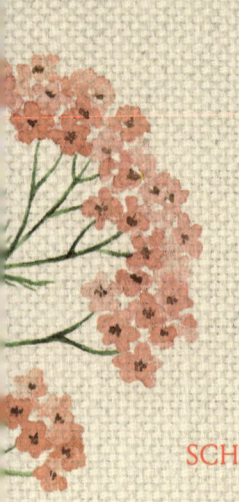

17

INNERE ANWENDUNGEN

FÜR EIN GESTÄRKTES
IMMUNSYSTEM

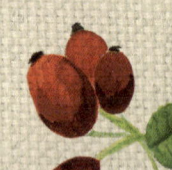

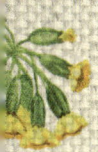

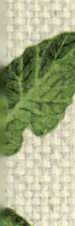

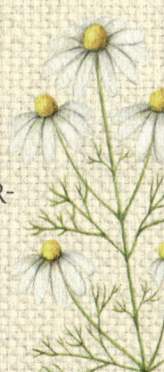

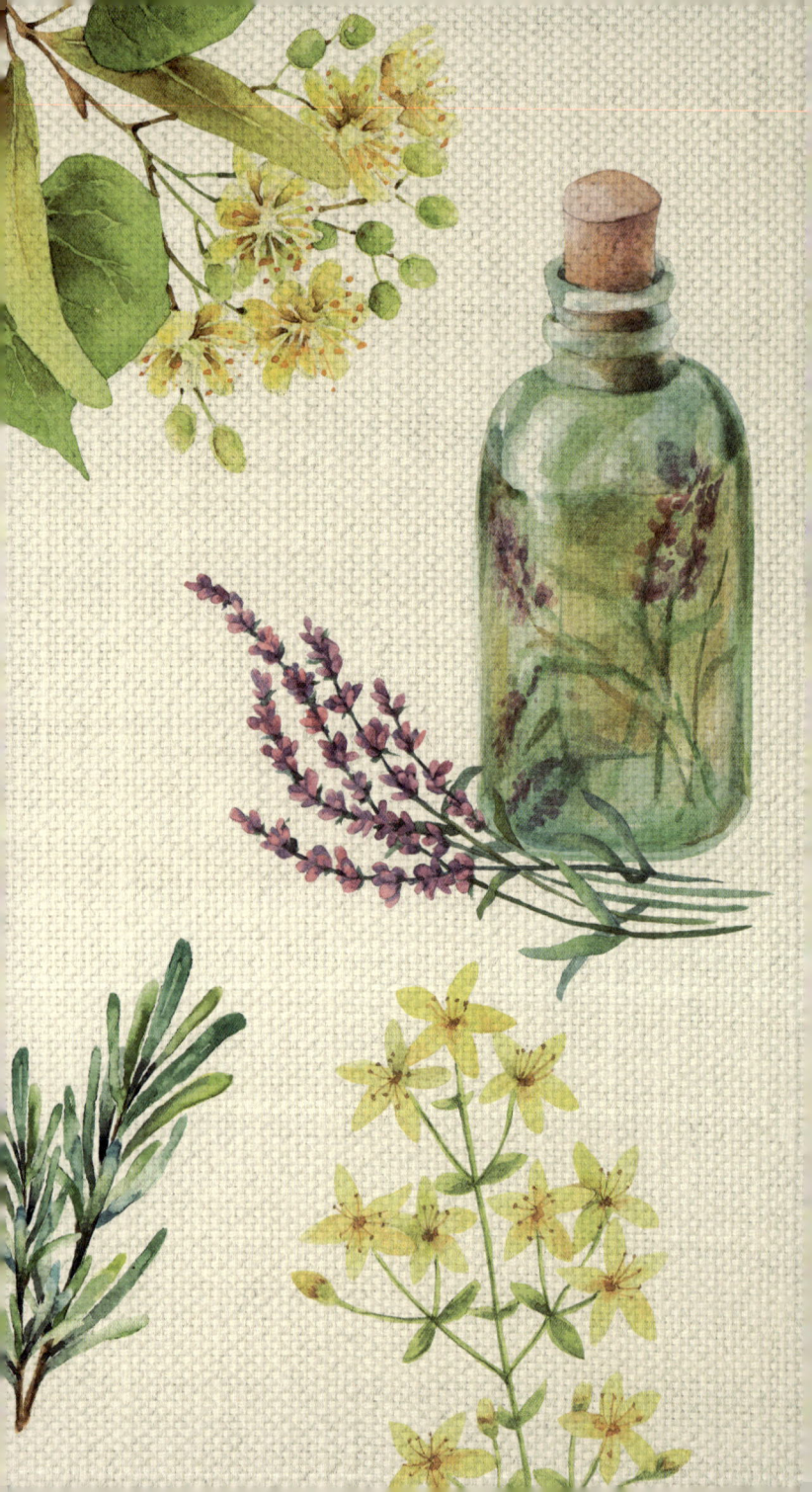

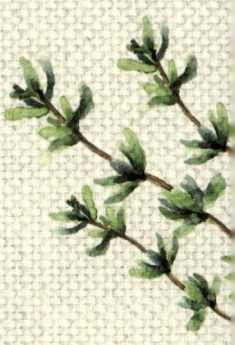

107
ÄUSSERE ANWENDUNGEN

FÜR EIN GESTÄRKTES
IMMUNSYSTEM

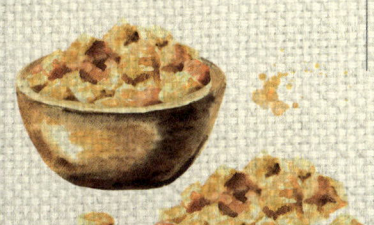

Mit der Kraft der Natur

– VORWORT VON DR. HANS GASPERL –

Unser aller Anliegen ist es, uns wohlzufühlen, soweit es geht, glücklich und zufrieden zu sein – und natürlich gesund. Oft ist uns nicht bewusst, dass wir diesen Wunsch durch unsere Lebensweise in hohem Ausmaß beeinflussen. Die Natur und vieles, was sie für Leib und Seele bereithält, bilden dabei das Fundament – vom Apfel bis zur Zitrone, von Gewürzpflanzen über Heilkräuter, vom lebensspendenden Wasser bis hin zum Wald als wahrem Gesundbrunnen.

Pflanzen enthalten in ihren Zellstrukturen zum Eigenschutz vor Umwelteinflüssen verschiedenste Schutzmechanismen. Diese Schutzstoffe steuern Zellabläufe, schützen die Erbsubstanzen und wehren Viren, Bakterien und Pilze ab, sind für das Gedeihen der Pflanze also wesentlich. Diese sekundären Pflanzenstoffe, wie sie in ihrer Gesamtheit bezeichnet werden, dienen auch uns Menschen als Vorsorge-, Heil- und Nahrungsmittel. Wichtig ist nur, sie gezielt und bewusst einzusetzen, denn wie Paracelsus bereits festhielt: »Alle Dinge sind Gift, und nichts ist ohne Gift. Allein die Dosis macht, dass ein Ding kein Gift ist.«

Seit wir Menschen das Feuer und damit die Koch-
kunst entdeckt haben, können wir einige für uns schädli-
che Stoffe in der Pflanze eliminieren. Und so sind viele
pflanzliche Lebensmittel zur Gesunderhaltung und als
Nahrungsmittel ein wunderbares Geschenk der Natur,
das wir – gewusst wie – einsetzen können und sollten.

Bei meiner Tätigkeit als Arzt war es mir immer ein
besonderes Anliegen, dem Körper mit einfachen Mitteln
unterstützend beizustehen – im Rahmen der Vorsorge,
bei banalen Infekten und ergänzend bei chronischen Erkrankungen. Bewusste Ernährung durch pflanzliche Produkte ist dabei ein ebenso wesentlicher Baustein für einen optimal funktionierenden Körper wie das Kurieren
mit Heilkräutern. All diese Produkte stehen uns in der
»Naturapotheke« frei zur Verfügung.

Für den Leser wird es eine Freude sein, in diesem
Buch etwas über die Kraft der Heilpflanzen zu erfahren
und die Empfehlungen zur Stärkung der eigenen Im-
munkraft anzuwenden. Es wird Erfolg bereiten, dem Körper mit diesem Erfahrungsschatz, der heute wissenschaft-
lich bestätigt ist, Hilfe und Genuss zukommen zu lassen –
ganz nach dem Motto »Gesundheit geht durch den
Magen«!

Viel Freude beim Lesen und Anwenden!
Ihr Hans Gasperl

Einführung

Sie lauern überall und das schon seit es uns Menschen gibt. Ob an Türklinken, der Kleidung des Arbeitskollegen, im Essen oder vor allem auch in der Luft. Wir können ihnen kaum entgehen, denn überall da, wo Menschen sich aufhalten, sind sie zugegen: Viren, Bakterien und Parasiten.

Seit Beginn der Pandemie 2020, als die Menschheit aufgefordert wurde, so weitgehend wie möglich auf sozialen Kontakt zu verzichten, ist uns das besonders bewusst geworden. Genau zu diesem Zeitpunkt habe auch ich in meiner Arbeit gemerkt, dass die Anfragen, wie ich mit Kräutern, Heilpflanzen und der Natur im Allgemeinen mein Immunsystem stärken kann, rasant angestiegen sind. Egal, ob über meine Online-Kanäle, in meinen Kräuterkursen oder bei Kräuterwanderungen – das Thema »Immunsystem natürlich stärken« ist immer präsenter geworden.

Den Menschen wird zunehmend bewusster, wie wichtig es ist, mit einer starken Immunabwehr durchs Leben zu gehen. Doch eigentlich ist es nichts Neues, dass die unsichtbaren Erreger immer startklar sind, um den nächsten Körper zu entern und trotz unseres natürlichen Abwehrsystems in unseren Organismus einzudringen.

Dort vermehren sie sich dann rasend schnell, können uns lahmlegen und im schlimmsten Fall auch zu einer tödlichen Gefahr werden. Das soll aber natürlich nicht heißen, dass wir in Panik vor den vielen Millionen Erregern ausbrechen sollen. Wie gesagt, sie sind schon immer um uns und auch in uns gewesen und manche davon – wie zum Beispiel die guten Darmbakterien – sind für uns sogar sehr wichtig. Um uns gegen die unerwünschten Feinde zu schützen, besitzen wir unsere Immunabwehr. Ein komplexes Schutzsystem, das uns – umgeben von Millionen von Erregern – dabei hilft, nicht gleich jedem leichten Schnupfen zu erliegen.

Unser Immunsystem ist eine der genialsten Erfindungen, mit der uns die Evolution ausgestattet hat. Eigentlich sollten wir diesen Geniestreich der Natur öfter gebührend feiern. Doch meistens wissen wir gar nicht, wie der Abwehrmechanismus, der uns am Leben hält, funktioniert oder wie wir ihn durch unser eigenes Zutun unterstützen können. Manchmal ist es sogar eher so, dass wir ihm mit unserem Lebensstil Stolpersteine in den Weg legen. Was wir uns bewusst machen sollten, ist die Tatsache, dass unsere hauseigene Abwehr kein externer Part unseres Körpers ist, den wir mieten können, wenn wir ihn brauchen. Wir selbst sind die Immunabwehr, sie ist ein Teil von uns. Ist diese fit, sind auch wir es. Achten und unterstützen wir uns selbst, können wir besser auf Angreifer reagieren und dadurch manchmal auch Schlimmeres verhindern. Denn sind wir mal ehrlich: Jeder von uns kann gut und gerne auf lästige Erkältungen mit Husten, Schnupfen und Halsweh oder andere Infekte verzichten.

In diesem Buch möchte ich Ihnen zeigen, wie Sie sich mit Kräutern und anderen natürlichen Mitteln selbst einen Gefallen tun und Ihr Immunsystem unterstützen können. Warum ich das mache? Weil ich nun schon seit Jahren am eigenen Leib erlebe, dass man ohne Schnupfen, ohne Erkältung und bisher auch ohne längere Zeit ans Bett gefesselt zu sein, leben kann. Seit über sechs Jahren hatte ich keinen Schnupfen mehr, keine Erkältung, keinen Husten. Damals begann genau die Zeit, in der ich tief in die Welt der Kräuter und die Natur eingetaucht bin und *Fräulein Grün* gegründet habe. Jeden Tag, bei jedem Wetter in der Natur unterwegs zu sein, regionale Kräuter als Nahrungsmittel und als Prophylaxe in mein Leben zu integrieren, all das hat diesen positiven Effekt ausgelöst. Denn davor war ich jedes Jahr mindestens dreimal erkältet und Schnupfen hatte ich sogar noch öfter. Meine Erfahrung, meine Kräutertipps und meine natürlichen Hausmittel möchte ich in diesem Buch an Sie weitergeben. Natürlich muss nicht alles davon umgesetzt werden. Dieses Buch soll Ihnen einen Anreiz bieten, einiges zu versuchen, die Effekte zu erleben und schnelle Maßnahmen setzen zu können, wenn doch mal wieder ein unsichtbarer Feind Ihr Immunsystem angreifen möchte. Dieses nur durch eine Tasse Tee zu stärken, bringt nichts, so ehrlich muss man sein, aber ein regelmäßiger Spaziergang bei Regen, ein paar Kräuter mehr auf dem Teller und vielleicht die eine oder andere stressreduzierende Maßnahme wie eine Duftmischung mit ätherischen Ölen kann sehr wohl eine positive Wirkung auf unsere Gesundheit und unser Wohlbefinden erzielen.

Neben regionalen Kräutern und Rezepten für ein starkes Immunsystem möchte ich Ihnen auch zeigen, warum die Ernährung mit Bitterstoffen oder fermentierten Lebensmitteln so viel Sinn ergibt und Ihnen näherbringen, welche äußeren Anwendungen wie Kneippen, Räuchern oder die Bewegung im Wald Ihrer Gesundheit zuträglich sind. Lassen Sie sich inspirieren und schenken Sie Ihrem Immunsystem ein wenig mehr Zeit und Beachtung. Sie werden überrascht sein, wie sehr Sie es selbst in der Hand haben, Angreifern von außen die Leviten zu lesen.

Damit wünsche ich Ihnen viel Spaß beim Lesen, Nachmachen und Stärken Ihres Immunsystems!

Ihre Karina Nouman

Bevor wir zum praktischen Teil kommen, schauen wir uns unser Immunsystem ein wenig näher an – ohne uns in wissenschaftlichen Details zu verlieren. Ich bin keine Wissenschaftlerin oder Ärztin, aber ich möchte Ihnen möglichst anschaulich erklären, dass in Ihrem Körper so einiges los ist, das Sie schützt – sowohl angeboren als auch im Laufe der Jahre erlernt. Denn jeder von uns kommt im Idealfall mit einem angeborenen Immunsystem auf die Welt. Und egal, ob angeborenes oder über die Jahre erlerntes Immunsystem, eines ist sicher: Das, was in unserem Körper passiert, damit wir gesund und fit bleiben, ist ein unfassbar komplexer Ablauf, bei dem unterschiedliche Zellen in unserem Körper zusammenarbeiten und verschiedene Organe ihre Arbeit machen, wo Eiweißstoffe oder Moleküle am Werk sind und wo auch unser allgemeiner Gesundheitszustand und unser Lebensstil eine tragende Rolle spielen.

– DAS ANGEBORENE IMMUNSYSTEM – WÄCHTER DER ERSTEN SEKUNDE –

Kommt ein Baby auf die Welt, ist es bereits mit einem Immunsystem ausgestattet. Zusätzlich profitieren Neugeborene auch noch von Antikörpern, die sie von der Mutter mitbekommen haben.

Unsere Beschützer vor Angreifern von außen sind Haut und Schleimhäute. Unser größtes Organ, die Haut, ist die erste Mauer, die es zu überwinden gilt, und das ist gar nicht so leicht. Der Säureschutzmantel über Schweiß und Talg oder auch die Hornschicht machen es den Eindringlingen schwer. Wohlgemerkt, dafür muss die Haut intakt sein. Gibt es Verletzungen, Risse oder schaffen es fremde Stoffe einzudringen, reagiert unser Immunsystem zum Beispiel mit Entzündungen.

Gerade Viren und Bakterien verschaffen sich gerne Zutritt über offene Pforten wie Mund und Nase, doch hier wartet die nächste geniale Erfindung der Evolution, die Schleimhäute. Stellen wir uns kurz vor, wir greifen auf eine Türklinke und dort sitzt schon der Eindringling, der uns eine Erkältung bescheren möchte. Nachdem wir ihm Einlass über Nase oder Mund gewährt haben, beginnt seine Tour durch den Körper. Aber wir machen ihm das nicht so leicht, denn die Schleimhäute stehen schon bereit. Dort wird Schleim produziert, der uns, wenn alles intakt ist, vor Viren, Bakterien und Pilzen schützen kann. Schleimhäute finden wir überall in unserem Körper: in den Atemwegen, Geschlechtsorganen oder auch im Verdauungstrakt. Aber bleiben wir vorerst bei den Atemwegen, denn dort wartet noch eine weitere Armada auf die Angreifer – die Flimmerhärchen. Unter dem Mikroskop würde man bei diesem Meer aus Flimmerhärchen sehen, wie sie sich wellenartig bewegen. Sie haben die Aufgabe, Fremdkörper – das können auch Staubpartikel sein – durch ihre Bewegung wieder nach draußen zu befördern.

Wenn dann doch ein paar der Viren oder Bakterien über den Hals ihren Weg in Richtung Magen finden, wartet dort bereits die nächste Hürde auf die Angreifer – die Magensäure, die neben ihrer Funktion für die Verdauung auch viele Erreger vernichten kann. Und dann kommt da noch der Darm. Hier sitzen Fresszellen – die Phagozyten, Zellen mit kleinen Fangarmen, den dendritischen Zellen – und schlussendlich, wenn alles nichts mehr hilft, die natürlichen Killerzellen (auf diese treffen wir beim Thema Wald noch einmal). Das sind Zellen, die wir bereits dank unseres angeborenen Immunsystems in uns tragen.

Wie schon eingangs erwähnt, funktionieren all diese Abwehrmechanismen unseres Körpers nach einem sehr komplexen Ablauf, aber vereinfacht gesagt haben sie vor allem eine Aufgabe: Eindringlinge, die uns angreifen möchten, unschädlich zu machen.

– DAS ERWORBENE IMMUNSYSTEM – EIN GEDÄCHTNIS, DAS NICHT VERGISST –

Trotz unseres angeborenen Immunsystems werden wir gerade im Kindesalter oft krank oder leiden sehr häufig an Erkältungen – und das ist gut so. Damit bilden wir das erworbene Immunsystem weiter aus. Es lernt aus den Angreifern und erkennt diese sofort, sollten sie es wieder versuchen, um dann gleich die richtigen Abwehrmaßnahmen setzen zu können. Meine Mama hat immer zu mir gesagt: »Du bist so selten krank, weil ich dich viel draußen in der Natur spielen hab lassen und wenn du dreckig geworden bist, wusste ich, das stärkt dich.« Diese Überzeugung lässt sich auch nachweisen. Kinder, die viel draußen sind und mit Tieren und anderen Kindern in Kontakt kommen, entwickeln ein stärkeres Immunsystem als jene, denen – überspitzt gesagt – immer gleich mit Desinfektionstüchern die Hände abgewischt werden. Das bedeutet auch, dass erstere weniger Allergien und Nahrungsmittel-unverträglichkeiten entwickeln. Unsere Gedächtniszellen speichern die Angriffstaktik der Eindringlinge ab. Im erworbenen Immunsystem spielen die Lymphozyten eine große Rolle. Wenn etwas im Körper nicht stimmt, weil wir gerade von Viren oder Bakterien attackiert werden, dann merken wir das durch das Anschwellen der Lymphknoten.

Angeborenes und erworbenes Immunsystem sind Partner. Hätten wir nur eines alleine, wären wir machtlos. Aber auch wir selbst können noch zusätzliche Maßnahmen setzen, um unser Immunsystem im Körper zu stärken, um uns vor Angreifern zu schützen und dafür zu sorgen, stark und gesund durchs Leben gehen zu können. Mein Spezialgebiet sind dabei regionale Kräuter und Heilpflanzen, die uns durch ihre pflanzlichen Inhaltsstoffe, auch sekundäre Pflanzenstoffe genannt, stärken und schützen können, und das oft schon prophylaktisch. Lassen Sie uns also eintauchen in die grüne Welt für unser Immunsystem!

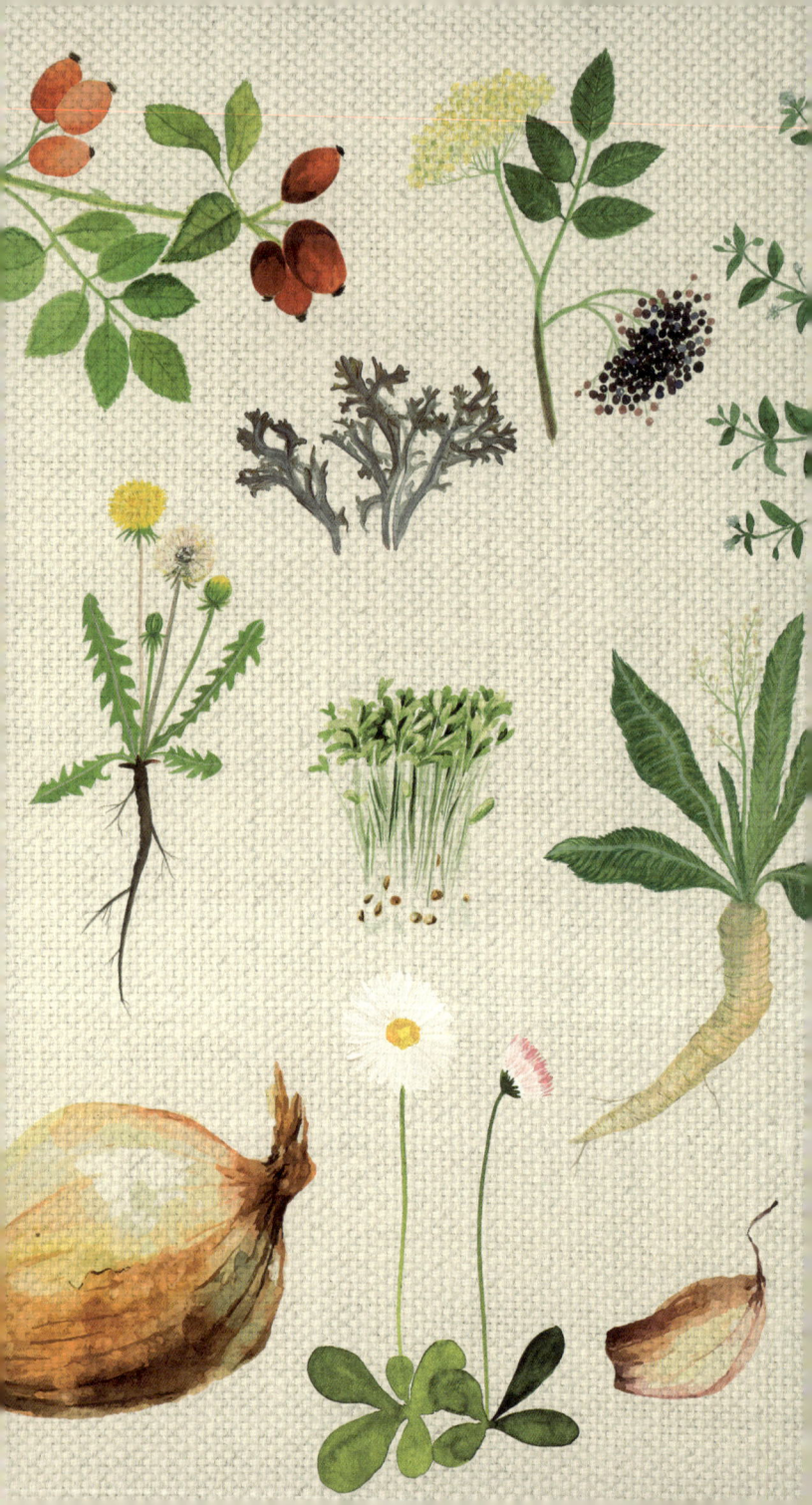

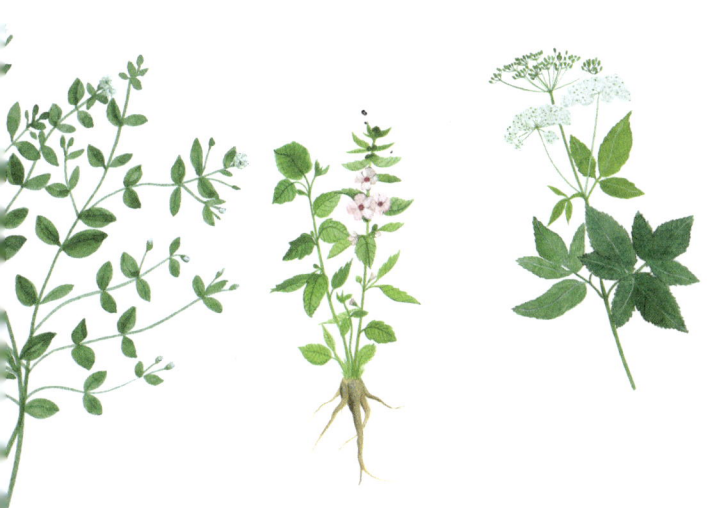

INNERE ANWENDUNGEN

———

FÜR EIN GESTÄRKTES IMMUNSYSTEM

———

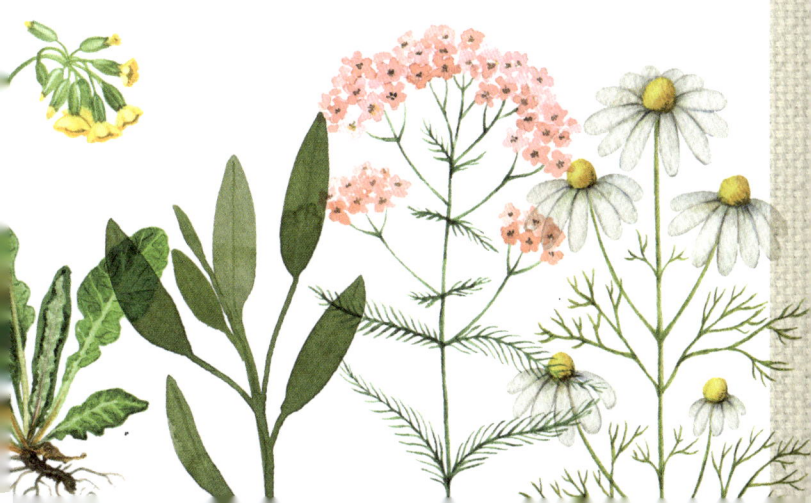

Die Kraft der Heilpflanzen

Pflanzen sind unsere Lebensbegleiter. Sie wachsen direkt vor unserer Haustüre und warten dort auf uns, doch sind wir oft nicht bereit, die Fähigkeiten, die sie uns für unsere Gesundheit und unser gesamtes Wohlbefinden zur Verfügung stellen, zu sehen. Das möchte ich gerne ändern!

Gerade wenn es um unser Immunsystem und unsere Gesundheit geht, können wir uns die regionale grüne Power zunutze machen. Wenn Sie schon ein Kräuterfreund sind, dann sind Sie daher bereits auf dem besten Weg, sich selbst zu stärken. Denn eines ist sicher: Die Pflanzenwelt mit ihrer Vielzahl an sekundären Pflanzenheilstoffen und dem Zusammenspiel dieser Wirkstoffe bietet uns eine Apotheke aus der Natur, die wir nutzen können und sollten.

Speziell für unsere Abwehrkräfte möchte ich Ihnen ein paar Heilpflanzen und ihre Hauptwirkstoffe wie Scharfstoffe oder ätherische Öle vorstellen. Umgangssprachlich werden diese gerne auch als »pflanzliche oder natürliche Antibiotika« bezeichnet. Außerdem zeige ich Ihnen in diesem Kapitel noch weitere pflanzliche Inhaltsstoffe wie Schleimstoffe, Saponine, Flavonoide und Bitterstoffe, die man sich zunutze machen kann, wenn das Immunsystem nachlässt. Ich werde Ihnen erklären, auf was Sie bei der Zubereitung achten müssen, damit die verschiedenen Inhaltsstoffe ihre umfassende Wirkung entfalten können. Mit meinen Rezepten zeige ich Ihnen, wie Sie diese Heilkräuter bei ersten Anzeichen von Erkältungen, Atemwegserkrankungen und weiteren Beschwerden nutzen können. Auch prophylaktisch können Sie die im Buch vorgestellten Kräuter und Rezeptideen immer wieder einsetzen. Sie haben es selbst in der Hand, Ihr Immunsystem vor Angreifern von außen zu schützen. Trainieren Sie Ihre Abwehrkräfte mit grünen Freunden wie Thymian, Löwenzahn, Kamille und Co.

– DIE KLEINE KRÄUTERTEEKUNDE –

Zu den meisten Pflanzeninhaltsstoffen gebe ich Ihnen auch eine Teemischung als Vorschlag mit. Zum einen als Inspiration, zum anderen aber auch, um Ihnen zu zeigen, dass Tee nicht immer nur heiß aufgegossen werden kann – unterschiedliche Inhaltsstoffe erfordern unterschiedliche Zubereitungsarten.

Wichtig: Sobald Sie Kräuter für die Naturapotheke und Ihre Gesundheit verwenden, sollten Sie auf Ganzblattkräuter setzen. Das bedeutet, diese sollten vorab nicht zerkleinert worden sein und im Teesackerl daherkommen. Erst kurz bevor der Tee angesetzt wird, sollten die Blätter oder Blüten zerkleinert werden, denn so bleiben die Inhaltsstoffe bis zur Zubereitung geschützt.

Honig ist bei vielen Menschen sehr beliebt und durch seine antibakterielle Wirkung ideal für Erkältungs- und Hustentees. Aber diesen darf man niemals ins heiße Teewasser rühren! Honig muss auf unter 40 Grad runterkühlen, sonst verliert er seine Wirkung und dient nur noch zur Süßung, gleich wie Zucker. Bei einem Schwitztee, zum Beispiel mit Holunder, der also heiß getrunken werden sollte, können Sie als Süßungsmittel etwa Bio-Apfelsaft als Alternative verwenden.

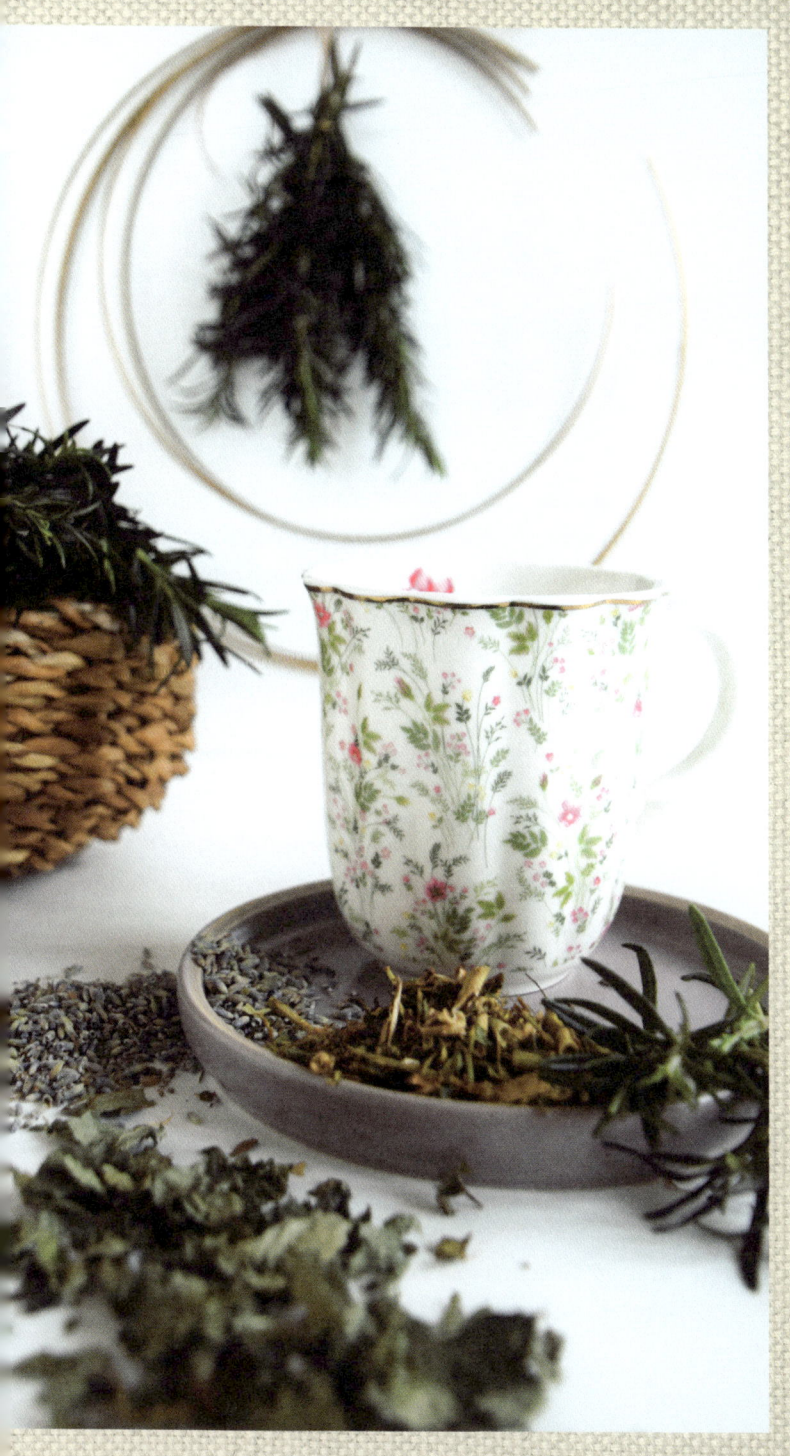

Scharfstoffe,
die natürliche Armada gegen Bakterien

Grundsätzlich unterscheidet man zwischen Senfölen, die in Pflanzen wie Kapuzinerkresse oder Kren enthalten sind, und Lauchölen, die wir in Bärlauch oder Knoblauch finden. Diese gehören zur Gruppe der Glycoside, doch damit es jetzt nicht allzu kompliziert wird, sprechen wir umgangssprachlich einfach von Scharfstoffen. Diese können wir ganz leicht selbst erkennen – am scharfen Geschmack oder wenn uns die Schärfe die Tränen in die Augen treibt.

Scharfstoffe stehen wie eine Armada für unseren Körper bereit, um uns vor Viren und Bakterien zu schützen. Der sekundäre Pflanzenstoff wirkt antibakteriell. Die Pflanzen, die mit diesem Abwehrmechanismus ausgestattet sind, schützen sich damit gegen Fressfeinde. Diese kriegerische Taktik können auch wir uns zunutze machen. Scharfstoffe werden über die Atem- und Harnwege ausgeschieden, genauer gesagt über Lunge und Niere, wo sie ihre Wirkung entfalten. Damit stärken sie unser Immunsystem und helfen uns bei rechtzeitiger Einnahme bei der Bekämpfung einiger Bakterien. Da dieser Pflanzenwirkstoff im Gegensatz zu klassischen Antibiotika schon am oberen Anfang des Darms ins Blut übergeht, werden unsere wertvollen Darmbakterien, die meistens weiter unten sitzen, nicht zerstört. Wichtig zu wissen ist, dass dieser Wirkstoff der Natur flüchtig ist. Reiben wir eine Krenwurzel, treten die scharfen Stoffe aus und wir merken die Schärfe sofort in den Augen und der Nase.

Aus der Kategorie der Lauchöle möchte ich Ihnen ein Rezept mit Zwiebeln und eines mit Knoblauch vorstellen und bei den Senfölen Zubereitungsarten mit Krenwurzel und Gartenkresse. Machen Sie sich bereit für ein scharfes Kräuterdate!

Hinweis: Bei Magen-Darm-Beschwerden sollte auf eine innerliche Anwendung verzichtet werden, da Scharfstoffe zusätzlich reizen.

– WEITERE PFLANZEN MIT SCHARFSTOFFEN –

Bärlauch · Brunnenkresse · Kapuzinerkresse
Kohlarten wie Weißkohl, Brokkoli · Radieschen
Raps · Schwarzer und weißer Senf
Schwarzer Rettich

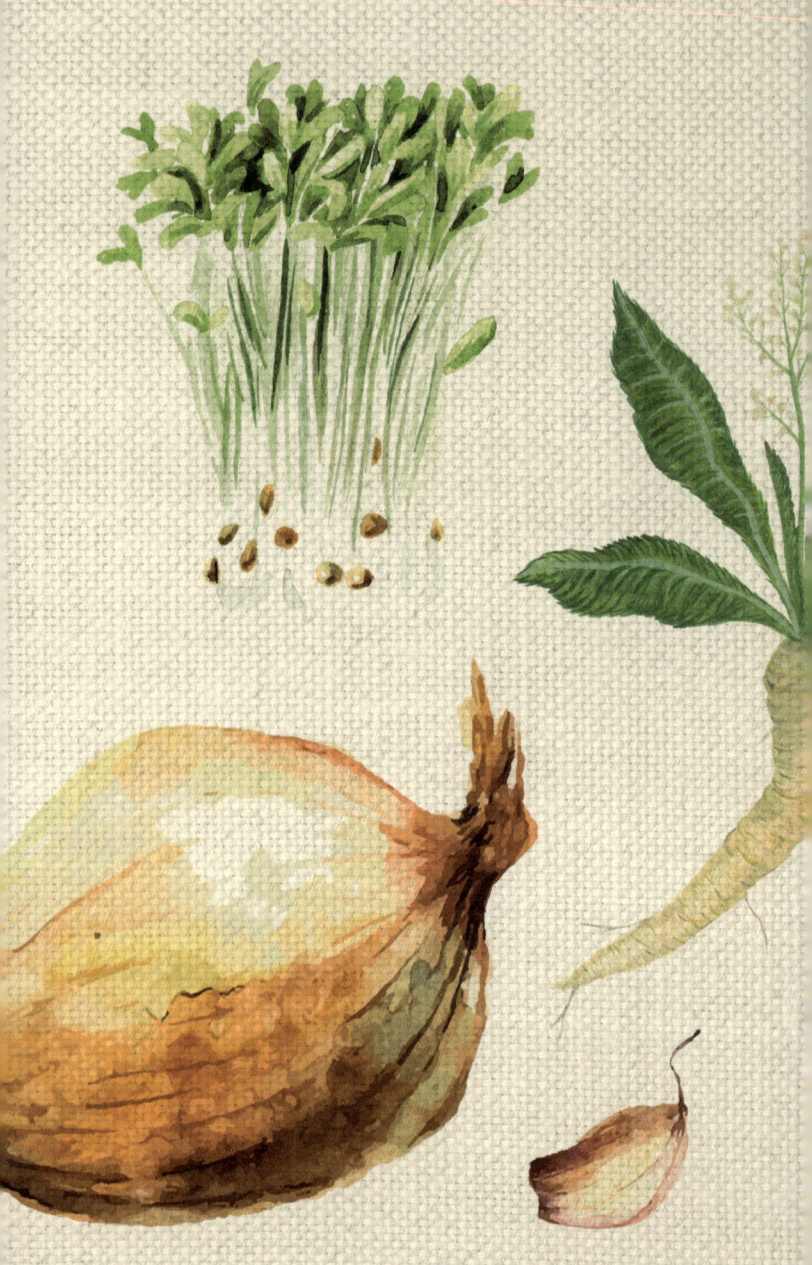

– ZWIEBEL –

10 Kilogramm Zwiebeln essen wir durchschnittlich im Jahr. In der Naturheilkunde kann uns die Zwiebel auf vielfältige Art und Weise helfen, da sie unter anderem hustenlindernd, immunsystemstärkend und harntreibend wirkt.

– KNOBLAUCH –

Knoblauch mit seinem Inhaltsstoff Alliin ist bekannt dafür, dass er blutdrucksenkend ist und gerne zur Vorbeugung von Arteriosklerose verwendet wird. Er wirkt zudem aber auch antibakteriell und verdauungsanregend.

– KRENWURZEL –

Kren oder Meerrettich wird in der Volksheilkunde auch gerne »Bauernantibiotikum« genannt. Neben der antibakteriellen und antiviralen Wirkung ist er immunstärkend und beinhaltet Vitamin B1 und Vitamin C.

– GARTENKRESSE –

Die beliebte Kresse, die so einfach anzubauen ist, besitzt einen sehr hohen Gehalt an Vitamin C und steckt voller Jod, welches wunderbar auf unseren Stoffwechsel wirkt. Ihr Schärfe regt zudem den Harndrang an.

ZWIEBELSÄCKCHEN

—

Zutaten:
· 1 Zwiebel (rot oder weiß)
· 1 Baumwoll- oder Leinensäckchen
(kann auch ein ein sauberer alter Socken sein)

Die geschälte Zwiebel wird in kleine Stücke geschnitten, damit der Saft und die enthaltenen ätherischen Öle austreten können, und dann in ein Baumwoll- oder Leinensäckchen gefüllt.

Bei Erkältungen und Schnupfen ist das Zwiebelsäckchen eine bewährte und einfache Anwendungsform. Das Säckchen wird vor dem Schlafengehen neben das Bett gehängt oder tagsüber im Zimmer aufgestellt. Durch die ätherischen Öle wird bei Schnupfen das festsitzende Sekret verflüssigt und gelöst. Die Zwiebel wirkt zudem antibakteriell und antiviral. Diese Form der Anwendung ist bereits für Babys geeignet.

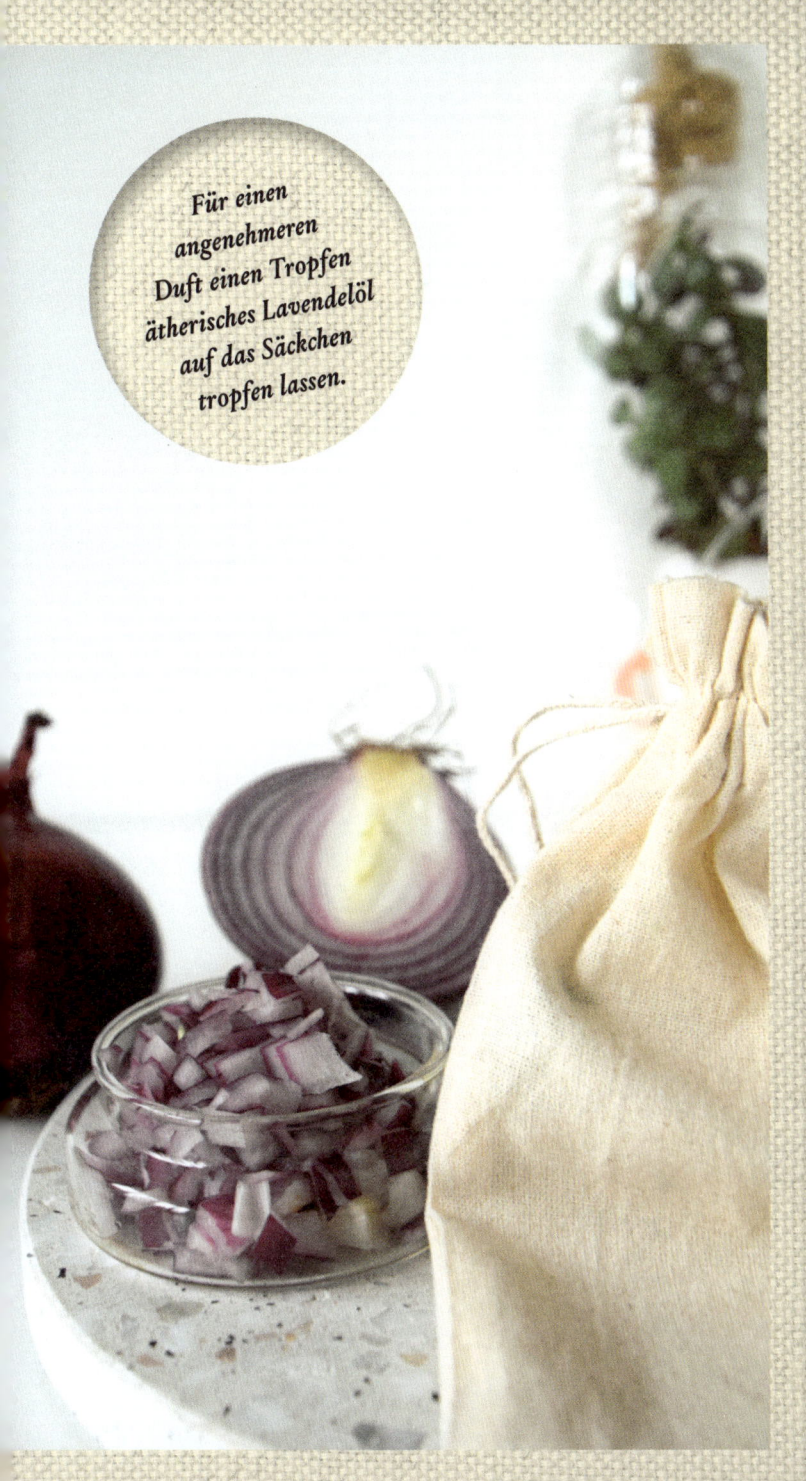

Für einen angenehmeren Duft einen Tropfen ätherisches Lavendelöl auf das Säckchen tropfen lassen.

KNOBLAUCH-
THYMIAN-BROT

—

Zutaten:
· 1 Scheibe Brot
· Butter
· 1 Knoblauchzehe
· 1 frischer Thymianzweig
· 1 EL Bio-Honig

Die Scheibe Brot wird mit der Butter bestrichen und mit dem frischen, in Scheiben geschnittenen Knoblauch belegt. Zum Schluss werden die Blätter des Thymians darübergestreut und das Brot wird mit Honig garniert.

In der Erkältungszeit steckt dieses Brot voller natürlicher Antibiotika und kann zur Prophylaxe für ein starkes Immunsystem gegessen werden.

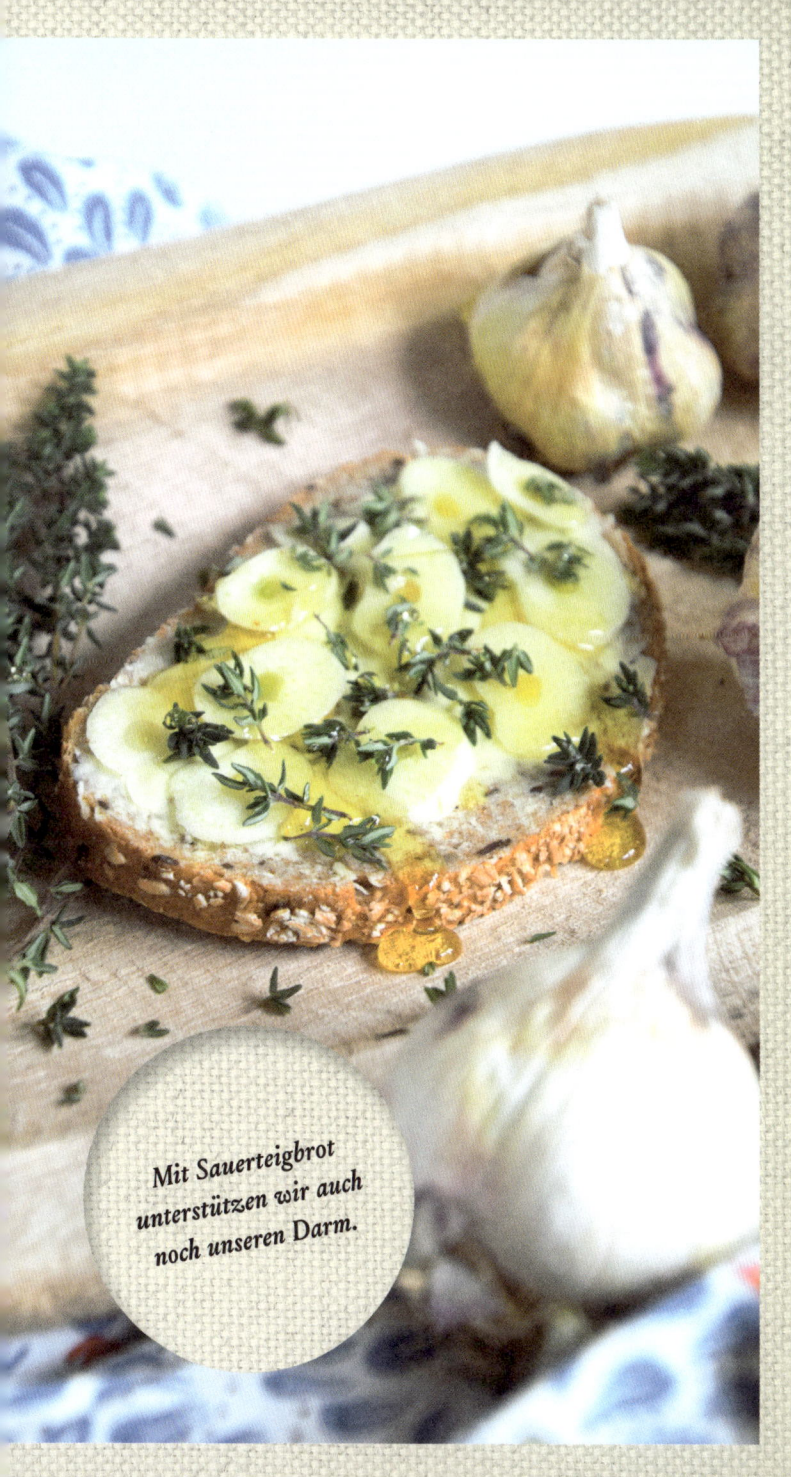

Mit Sauerteigbrot unterstützen wir auch noch unseren Darm.

KRENHONIG

—

Zutaten:
· 1 verschließbares Glas (100 ml)
· 1 frische Krenwurzel
· Bio-Honig

Das Glas bis zur Hälfte mit dem geriebenen Kren füllen und danach gleich bis zum Glasrand mit Bio-Honig bedecken, damit die flüchtigen Scharfstoffe nicht in der Luft verduften. Nach einem Tag ist der Krenhonig bereits zur Anwendung fertig. Je länger dieser steht, desto milder wird er im Geschmack.

Bei den ersten Anzeichen einer Erkältung oder Halsreizung kann der Krenhonig mehrmals am Tag teelöffelweise eingenommen werden, um Viren und Bakterien kein leichtes Spiel zu machen.

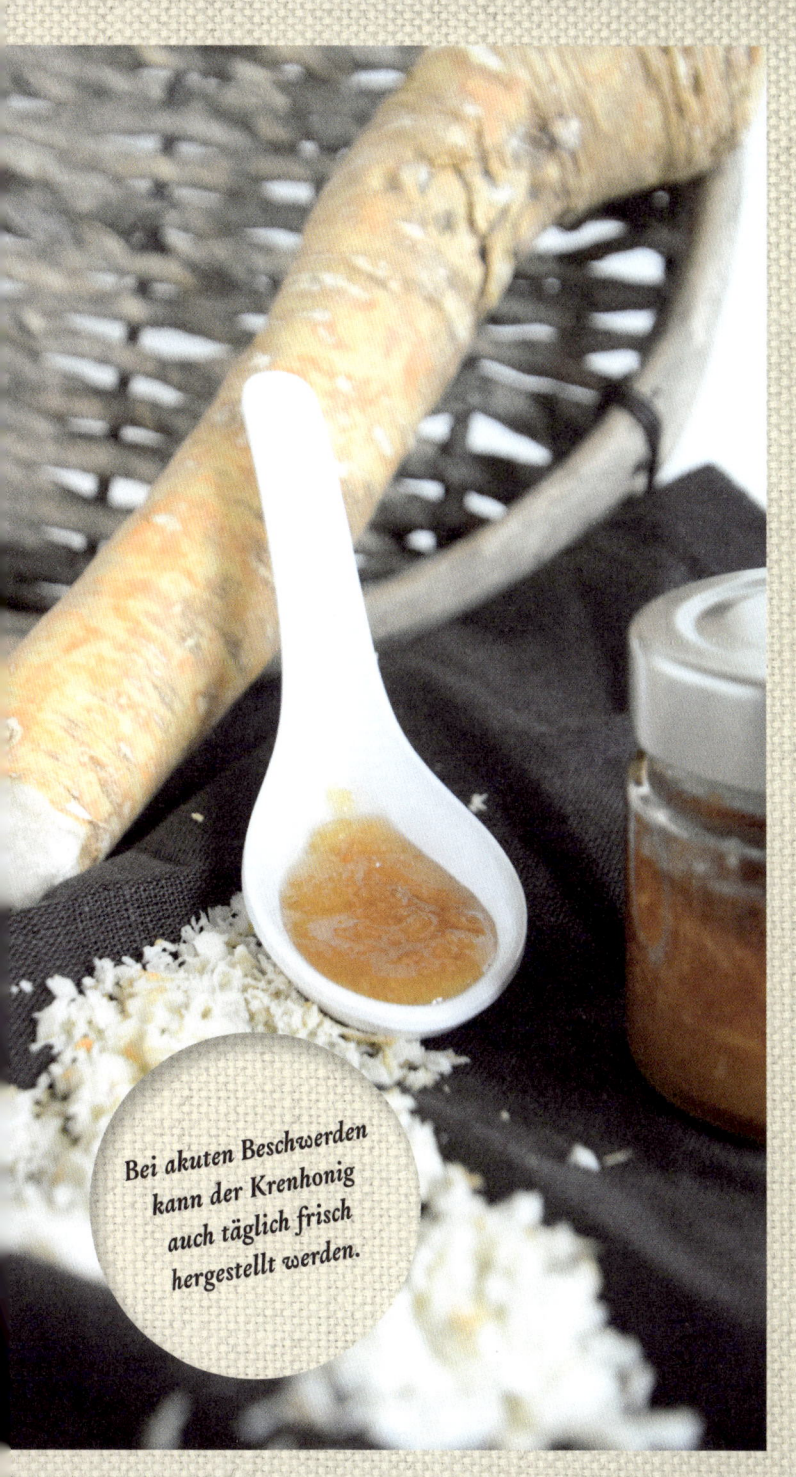

Bei akuten Beschwerden kann der Krenhonig auch täglich frisch hergestellt werden.

FRISCHE
GARTENKRESSE

—

Zutaten:
· *frische Gartenkresse*

Frisch geschnittene Gartenkresse nach Belieben über das Essen streuen. Es ist wohl die einfachste Anwendung, um seinem Immunsystem etwas Unterstützendes zu liefern.

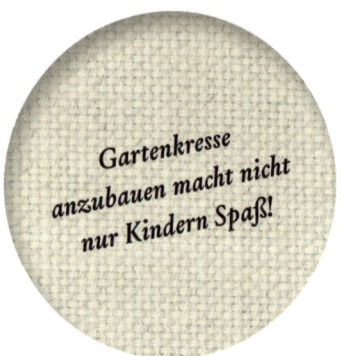

Gartenkresse anzubauen macht nicht nur Kindern Spaß!

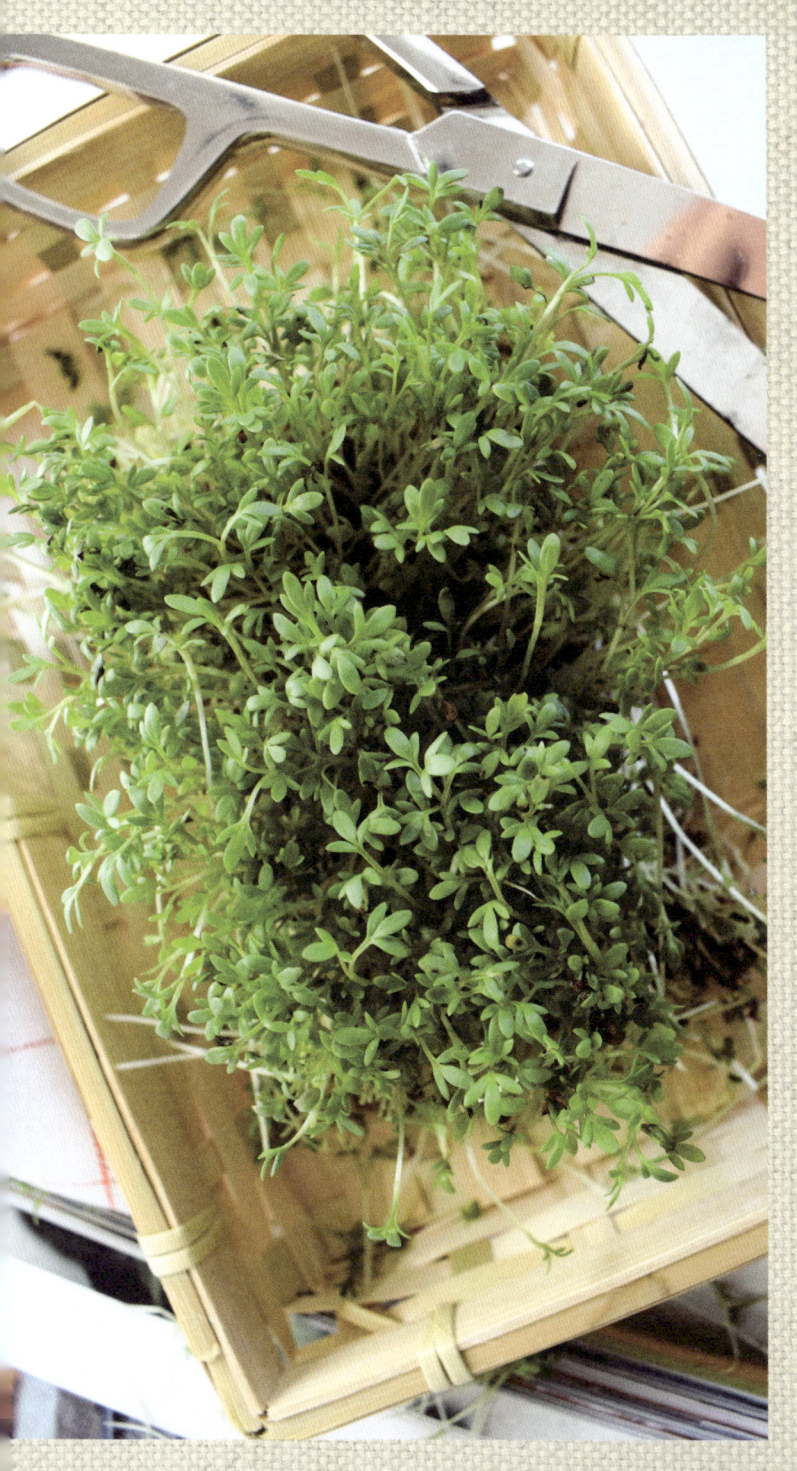

Ätherische Öle,
der wirksame Duft der Heilpflanzen

Ob eine Pflanze Wirkstoffe von ätherischen Ölen besitzt, ist relativ leicht zu erkennen: Reibt man die Blätter zwischen den Fingern, verströmen diese meist einen sehr angenehmen, würzig erfrischenden Duft. Die ätherischen Öle sind in kleinen »Ölbehältern« an Blättern, Blüten und Wurzeln eingelagert. Bei der Berührung oder beim Zerreiben steigt dieser Inhaltsstoff in die Luft, er verduftet also. Über unsere Nase, die Haut oder den Mund können wir die wirksamen ätherischen Öle für unser Immunsystem und für unsere Gesundheit aufnehmen. Das Wirkspektrum dieses sekundären Pflanzenstoffes könnte ganze Kapitel füllen, wir konzentrieren uns in diesem Buch jedoch auf die Wirkungen zur Stärkung unseres Immunsystems. Einige dieser Pflanzen besitzen eine keimhemmende und keimabtötende Wirkung. Gerade in der Erkältungszeit, bei Atemwegserkrankungen und Schnupfen oder wenn uns wieder mal der verschleimte Husten schlaflose Nächte bereitet, können Heilpflanzen mit ätherischen Ölen zum Beispiel das Abhusten fördern.

Spannend für uns sind damit all jene Kräuter, die antibakteriell, antiviral und fungizid wirken, die also Viren, Bakterien und Pilzen den Kampf ansagen.

Dazu gleich ein wichtiger Hinweis zur Verwendung dieser Kräuter: Wir bereiten immer gerne einen Tee aus Kräutern wie Thymian und Co. zu, den wir klassisch mit kochend heißem Wasser übergießen. Bitte nicht bei Kräutern mit ätherischen Ölen! Das Maximum liegt hier bei einer Temperatur von 80 Grad. Alles andere würde die sensiblen ätherischen Öle zerstören. Diese sind auch fettlöslich und können daher in Öl oder Milch gelöst werden.

Pflanzen sind immer Vielstoffgemische, das heißt, sie besitzen nicht nur einen einzigen sekundären Pflanzenwirkstoff. Knoblauch etwa beinhaltet neben seinen bereits thematisierten Scharfstoffen auch ätherische Öle. Wenn man sich diese geballte Kraft an verschiedenen Wirkstoffen in einer Pflanze vor Augen führt, kann man sich vorstellen, was für eine grüne Artillerie wir hier an unserer Seite haben.

Achtung:
Bei einer Überdosierung von Pflanzen mit ätherischen Ölen kann es zu Nebenwirkungen oder Allergien kommen.

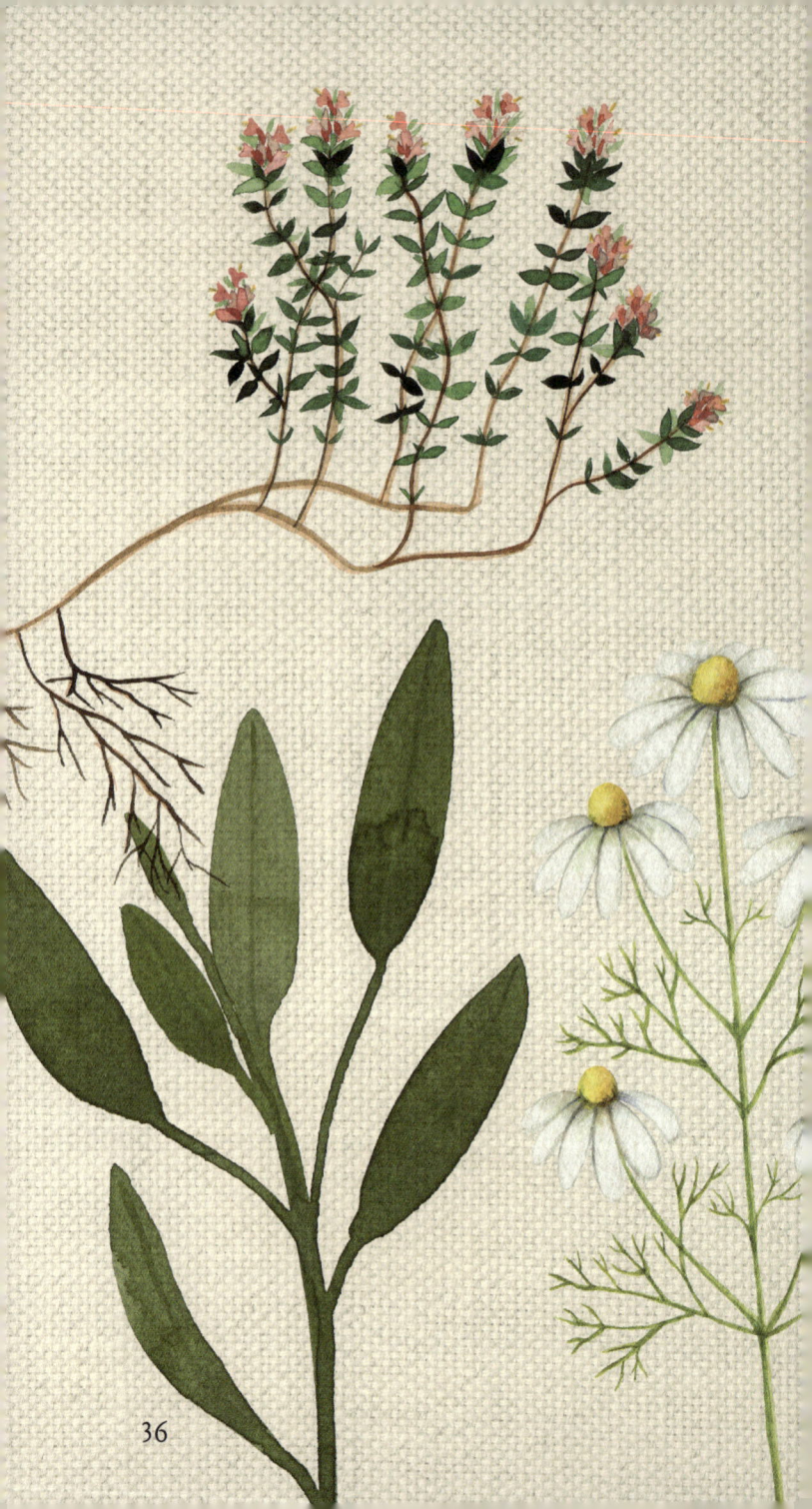

– THYMIAN –

Durch das ätherische Öl Thymol ist Thymian ein wahrer Meister bei der Bekämpfung von Erkrankungen der Atemwege. Bei festsitzendem Husten verflüssigt er den Schleim und wirkt auswurffördernd. Zudem hemmt er das Wachstum von Viren, Bakterien und Pilzen.

– SALBEI –

Das alte Heilkraut Salbei kann die Vermehrung von Viren hemmen und wirkt antibakteriell. Gerade bei eitriger Angina oder Entzündungen der Mund- und Rachenschleimhaut kommt das Heilkraut häufig zum Einsatz.

– KAMILLE –

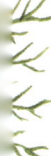

Den Duft der Kamille hat man sofort in der Nase. Die kleine liebliche Pflanze hemmt das Wachstum von Viren und Bakterien und überzeugt dank ihrer Inhaltsstoffe auch durch ihre reizmildernde und entzündungshemmende Wirkung.

– WEITERE PFLANZEN MIT ÄTHERISCHEN ÖLEN –

Engelwurz · Fenchel · Fichte · Kümmel · Melisse
Pfefferminze · Rosmarin · Schafgarbe · Wacholder

SALBEITEE
ZUM GURGELN

—

Zutaten:
· 250 ml kochend heißes Wasser
· 2 TL frische oder 1 TL getrocknete Salbeiblätter

Kurz vor der Teezubereitung sollten die frischen oder getrockneten Salbeiblätter zerkleinert und dann mit maximal 80 Grad heißem Wasser überbrüht werden. Auf die Tasse oder Kanne sollte unbedingt ein Deckel kommen, damit die ätherischen Öle nicht verdampfen. Nach 15 Minuten Ziehzeit kann alles abgeseiht werden.

Bei Entzündungen der Mund- und Rachenschleimhaut oder auch bei Angina kann mit dem abgekühlten Salbeitee mehrmals täglich für 2 bis 3 Minuten gegurgelt werden. Danach wird der Tee ausgespuckt.

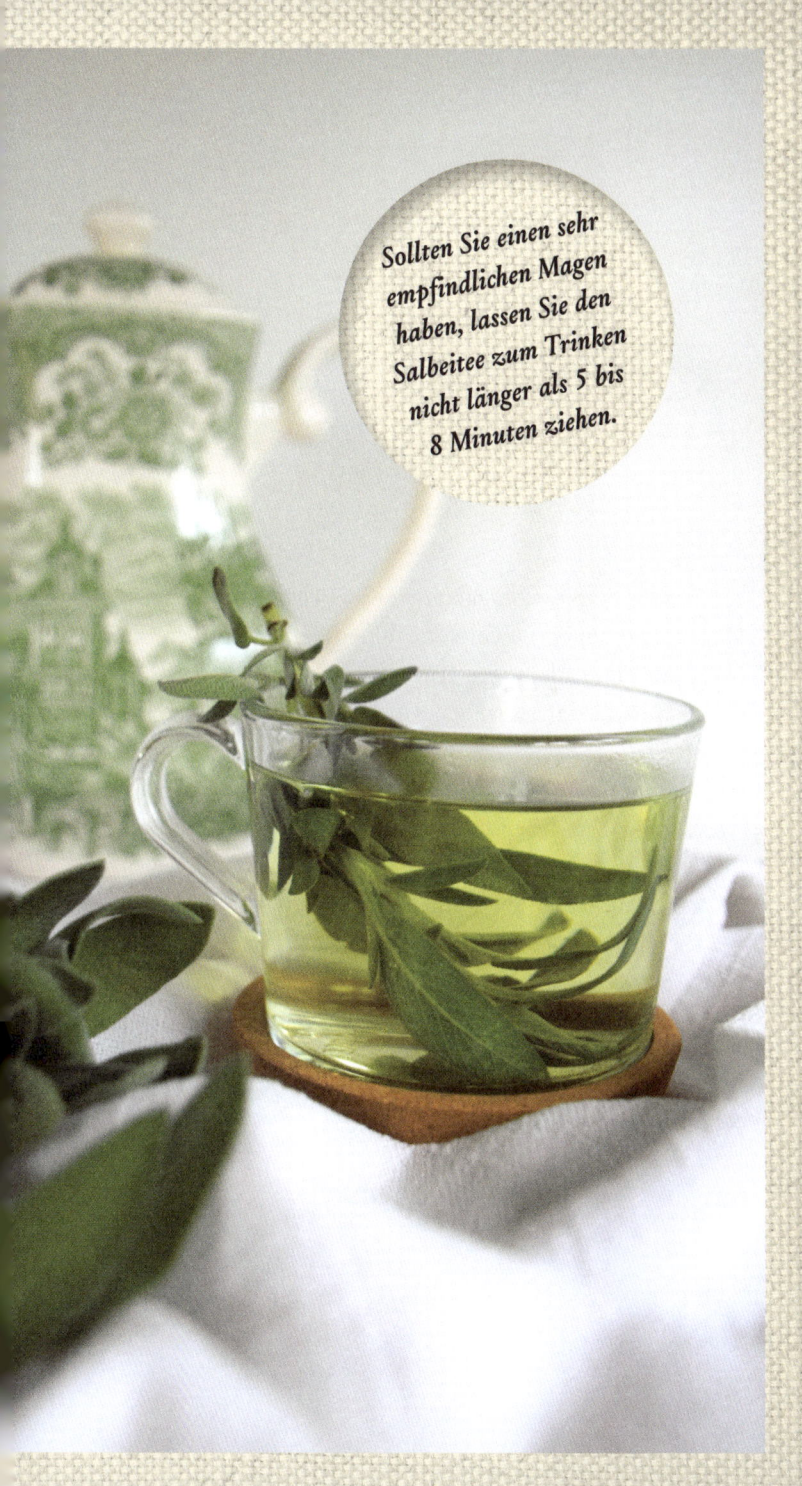

Sollten Sie einen sehr empfindlichen Magen haben, lassen Sie den Salbeitee zum Trinken nicht länger als 5 bis 8 Minuten ziehen.

THYMIAN-SALZ-ZUCKERL

—

Zutaten:
· 3 Zweige frischer Thymian
· 25 g Steinsalz
· 200 g Vollrohrzucker

Mit dem Küchenmixer werden Thymian und Salz zu einem feinen Pulver vermahlen. Der Vollrohrzucker wird in einer Pfanne so lange erhitzt, bis er ganz flüssig ist. Sobald der ganze Zucker geschmolzen ist, kommt die Pfanne vom Herd und der Zucker darf etwas abkühlen, bis er ein wenig zähflüssiger wird. Jetzt kommt das Thymian-Salz-Gemisch in die Masse und wird gut mit dem Zucker vermengt. Solange die Masse noch warm und weich ist, können Zuckerstücke abgeschnitten und zu kleinen Kugeln geformt werden.

Neben dem Thymian mit seinen ätherischen Ölen wirkt das Salz bei Halsschmerzen desinfizierend, entzündungshemmend, abschwellend und antibakteriell. Bei Bedarf die Zuckerl langsam lutschen.

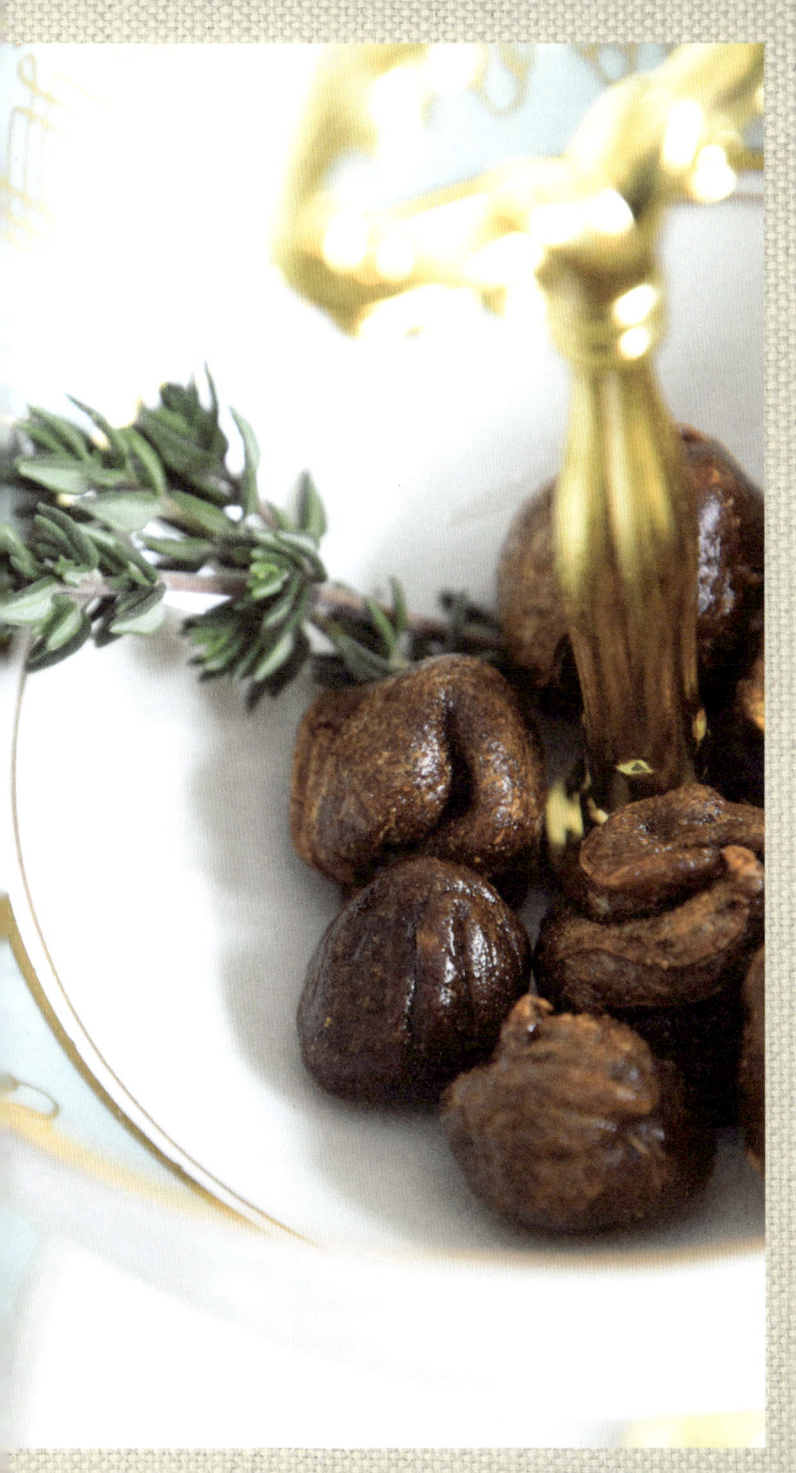

INHALIEREN
MIT KAMILLE

—

Zutaten:
· 1 Liter Wasser
· 2 EL getrocknete Kamillenblüten
· 1 großes Handtuch
· 1 Schüssel

Die Kamillenblüten werden in einer Schüssel mit maximal 80 Grad heißem Wasser übergossen. Danach so vor die Schüssel setzen, dass der Kopf gut darüber gebeugt werden kann. Sollte der Dampf noch zu heiß sein, ein paar Augenblicke warten. Nun das Handtuch über Kopf und Schüssel legen und 10 Minuten lang den Kamillendampf inhalieren. Die Kamille wirkt entzündungshemmend, schleimlösend und antibakteriell.

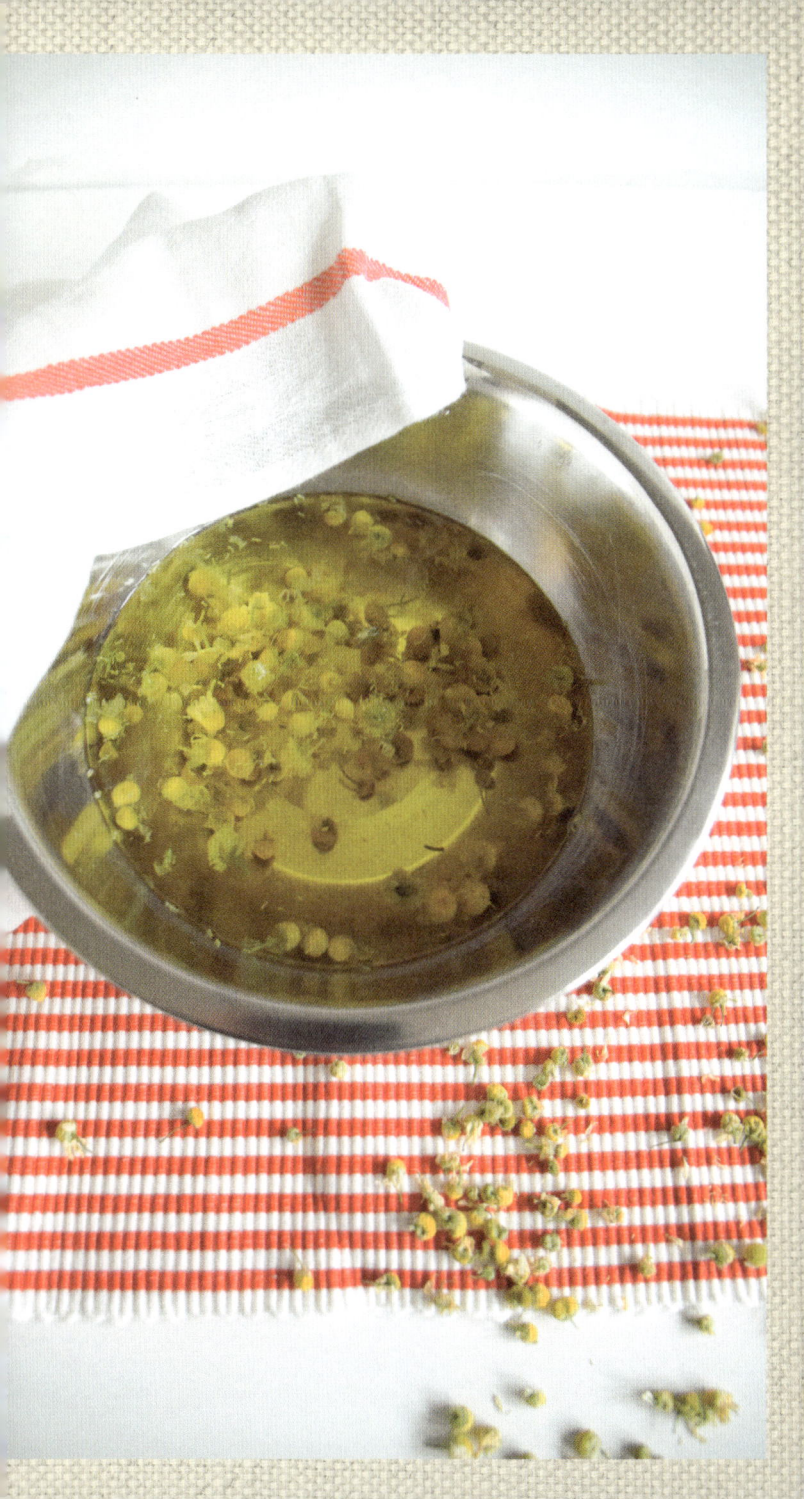

KRÄUTERTEEMISCHUNG MIT THYMIAN UND FICHTE

—

Bei der Kräuterteezubereitung mit ätherischen Ölen sollte darauf geachtet werden, dass das Aufgusswasser nicht über 80 Grad heiß ist, da die Hitze sonst die ätherischen Öle vernichtet. Es ist auch möglich, die Kräuter in kaltem Wasser für einige Stunden ausziehen zu lassen. Da ätherische Öle wasserlöslich sind, gehen diese auch in kaltes Wasser über, welches dann zum Trinken erwärmt werden kann.

Wichtig: Beim heißen Aufgießen immer einen Deckel auf Tasse oder Kanne geben, damit die ätherischen Öle in den Kondenstropfen aufgefangen werden und nicht verdampfen, sondern einfach zurück in die Tasse tropfen.

Zutaten:
· 2 TL frischer oder 1 TL getrockneter Thymian
· 2 TL frische oder 1 TL getrocknete Fichtennadeln
· 250 ml heißes Wasser (max. 80 Grad)

Die Kräuter zerkleinern und mit dem Wasser übergießen. Deckel drauf und nach 8 Minuten abseihen. Bei Erkältungen sollte man 3 bis 4 Tassen täglich trinken.

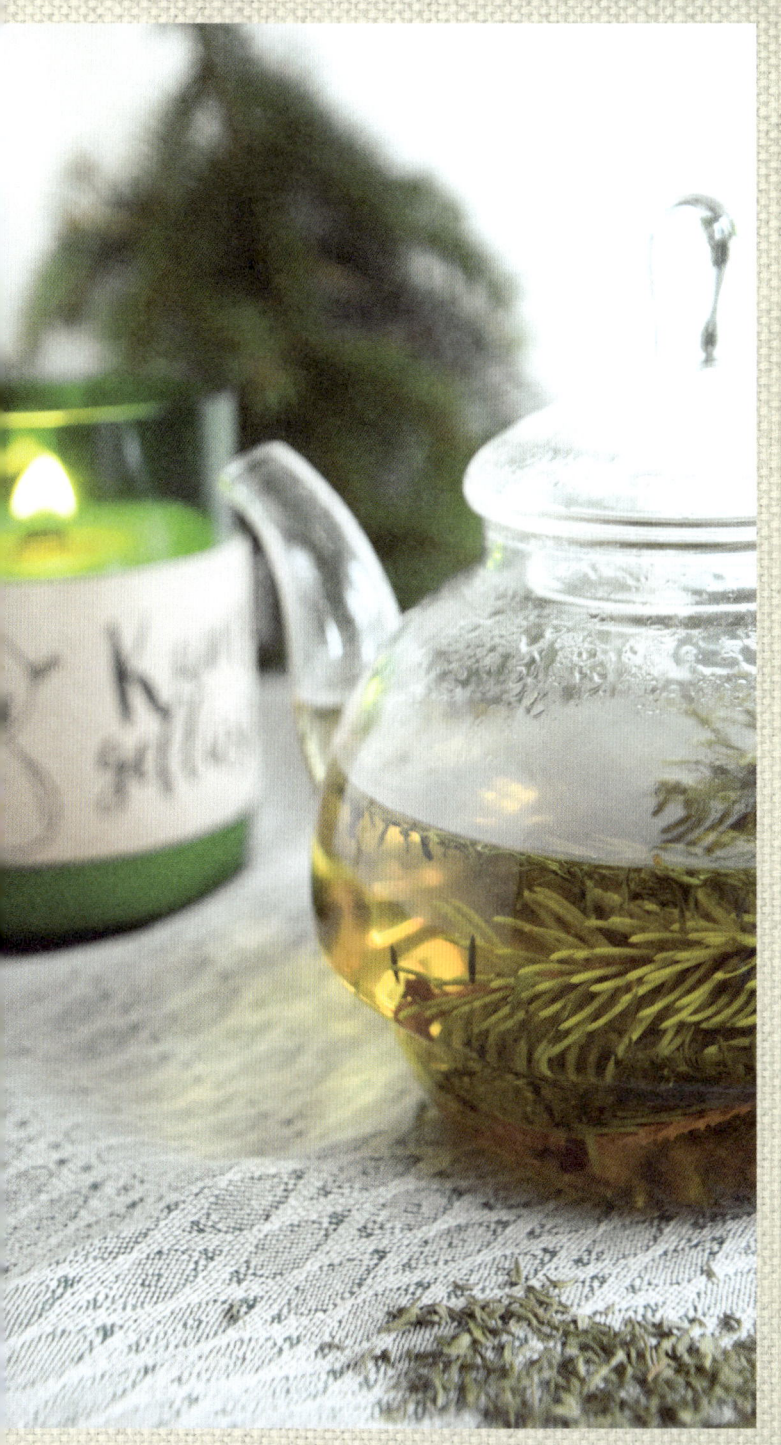

Schleimstoffe,
der wohlige Mantel bei Entzündungen

Stellen Sie sich bitte kurz vor, wie sich eine Halsentzündung anfühlt, bei der das Schlucken eine Qual ist. Wenn sich dann eine kühle Schleimschicht über die Entzündung legt, können Sie sich wahrscheinlich schon vorstellen, warum ich hier von einem »wohligen Mantel« spreche. Diese wohltuende Wirkung schenken uns Pflanzen mit Schleimstoffen. Sie beruhigen den Hustenreiz und decken die gereizte Schleimhautoberfläche vor allem im Rachenbereich ab. Damit wir aber von der schmerzlindernden und entzündungshemmenden Wirkung profitieren können, müssen wir nochmal mit einem großen Missverständnis aufklären: Nicht jeder Tee wird immer heiß aufgegossen!

Vielleicht ist es für Sie eine ganz ungewöhnliche Vorstellung, dass man Teekräuter in kaltem Wasser ausziehen lässt. Schleimstoffe sind ähnlich wie ätherische Öle wasserlöslich und bilden eine viskose Lösung. Diese unterstützt uns bei Heiserkeit, wenn der Hals trocken ist oder bei starkem Hustenreiz. Den fertigen Schleimtee kann man natürlich gerne ein wenig erhitzen, aber ich würde Ihnen nicht mehr als 40 Grad empfehlen. Den Kaltauszug sollten Sie unbedingt langsam, Schluck für Schluck trinken und versuchen, ganz bewusst runterzuschlucken. Sie werden merken, dass der Tee aus Schleimstoffen an der entzündeten Oberfläche haften bleibt und sofort seine beruhigende Wirkung entfaltet.

Hinweis: Schleimstoffe resorbieren zum einen Giftstoffe im Körper, was ja toll ist, aber zum anderen auch Stoffe von Medikamenten, die eingenommen werden müssen. Daher sollten nach der Einnahme von Medikamenten circa 2 bis 3 Stunden lang keine Schleimstoffkräuter verwendet werden.

Achtung: Wenn Sie unter verschleimtem Husten leiden, sind Schleimkräuter nichts für Sie.

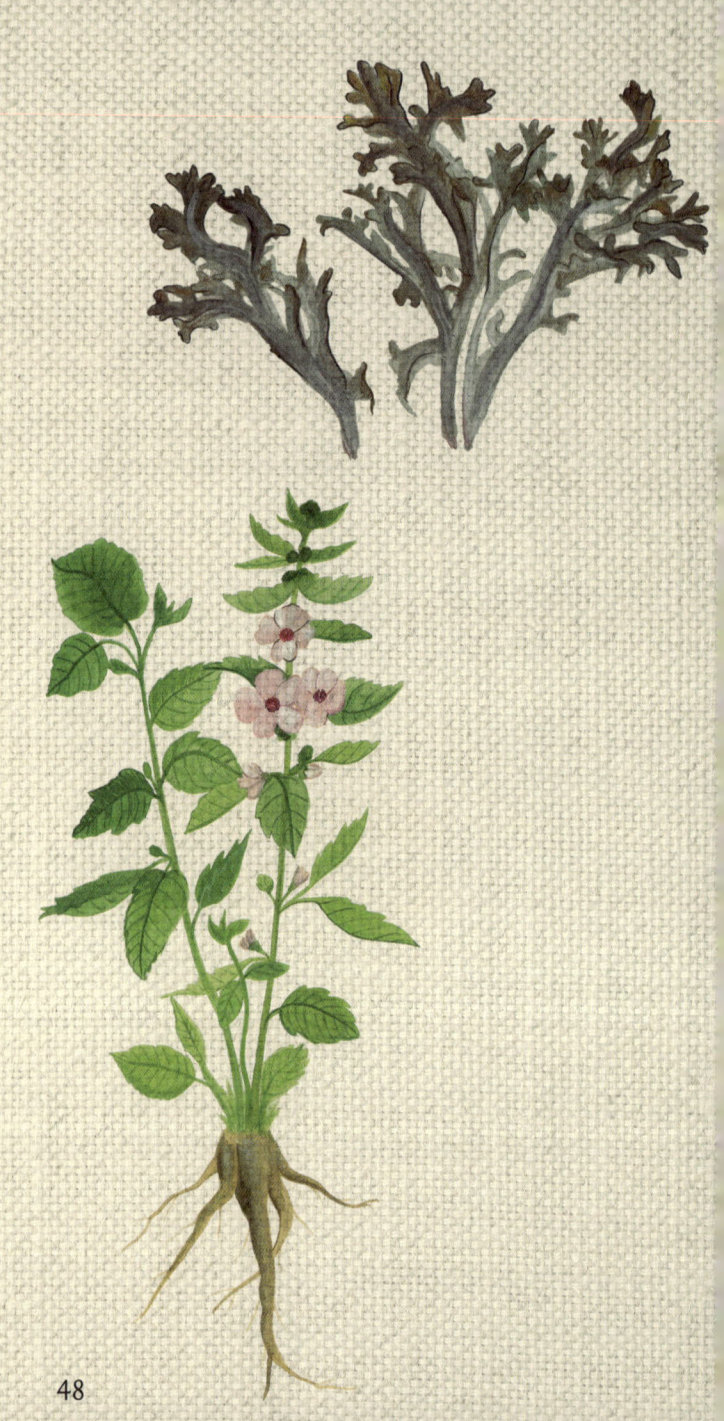

48

– ISLÄNDISCH MOOS –

Mit einem Schleimgehalt von bis zu 70 % ist das Isländisch Moos der Star, wenn es um die Behandlung von trockenem Reizhusten oder Schleimhautreizungen im Mund- und Rachenraum geht. Dazu stärkt es die körpereigene Abwehr und kann Bakterien am Wachstum hindern.

– EIBISCH –

Hier interessiert uns die weiße Eibischwurzel, die schon frisch ausgegraben ihre schleimige Konsistenz zeigt. Kleine Wurzelteile wurden früher wegen ihrer reizlindernden Wirkung als erste Hustenbonbons gelutscht.

– WEITERE PFLANZEN MIT SCHLEIMSTOFFEN –

*Huflattich · Königskerze · Linde
· Malve (Wilde Malve, Weg-Malve oder Moschus-Malve)
· Quittenkerne · Spitzwegerich · Stockrose*

TONISIERENDER TEE
MIT ISLÄNDISCH MOOS

—

Zutaten:
· *2 TL getrocknetes Isländisch Moos*
· *250 ml kaltes Wasser*

Das Isländisch Moos wird mit kaltem Wasser angesetzt und sollte 4 bis 5 Stunden ziehen. Danach das Kraut abseihen. Der Tee kann zum Trinken auf maximal 40 Grad erwärmt werden.

Neben der antibiotischen Wirkung hilft der Tee auch bei der Kräftigung der Lunge. Durch die ebenfalls enthaltenen Bitterstoffe stärkt das Isländisch Moos als Tonikum unseren Körper. Bei Bedarf 3 Tassen täglich trinken.

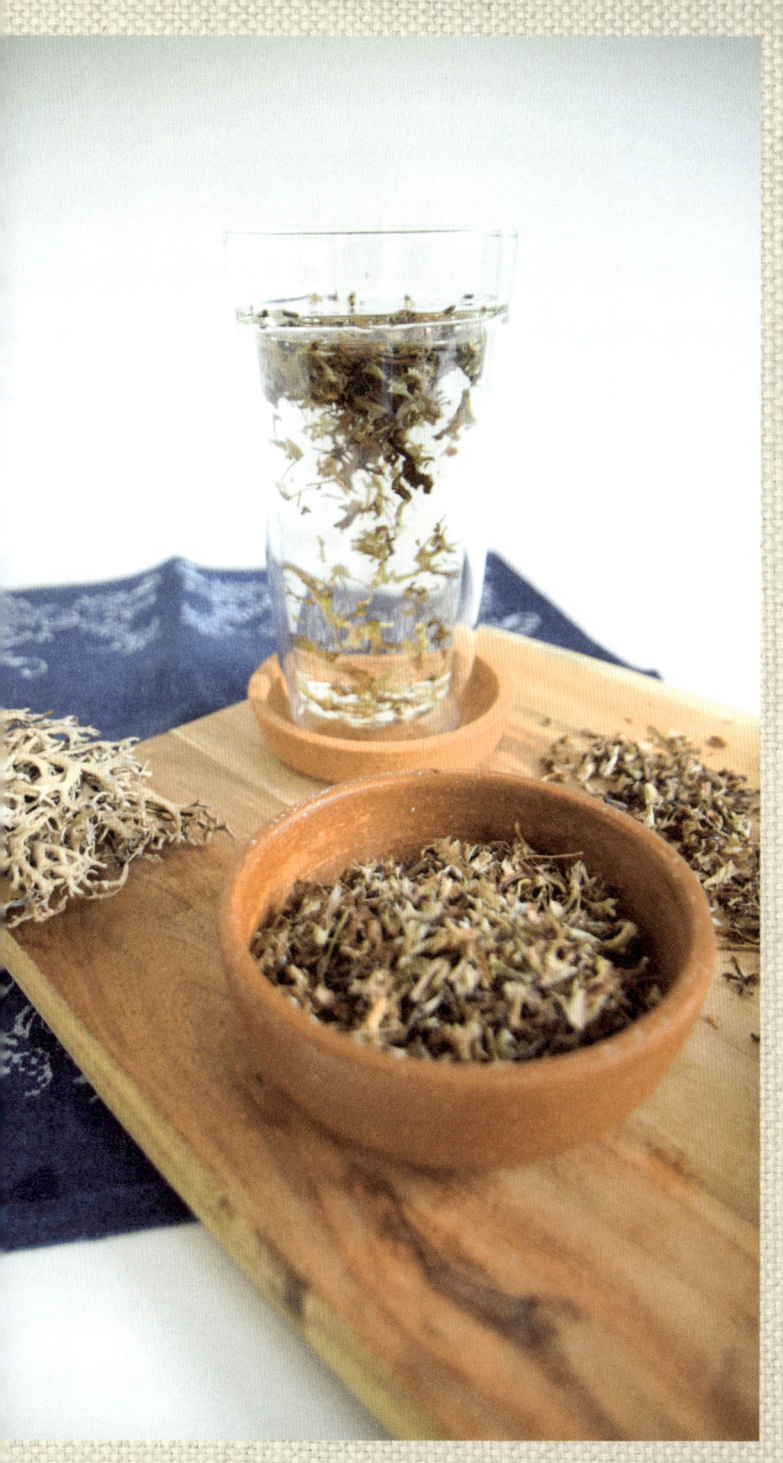

EIBISCH-
HUSTENSAFT

—

Zutaten:
· *20 g Eibischwurzel*
· *100 g Zucker*
· *10 ml 40%igen Alkohol*
· *Wasser*

Alle Zutaten werden in ein 250 ml fassendes Glas gegeben und bis zum Glasrand mit kaltem Wasser aufgefüllt.
Nun darf die Mischung so lange stehen bleiben, bis sich
der Zucker aufgelöst hat. Dieser Vorgang dauert circa
2 Wochen.

Bei Reizhusten kann der Hustensaft mehrmals täglich
löffelweise eingenommen werden. Durch den enthaltenen Alkohol ist er nicht für Kinder und Schwangere geeignet.

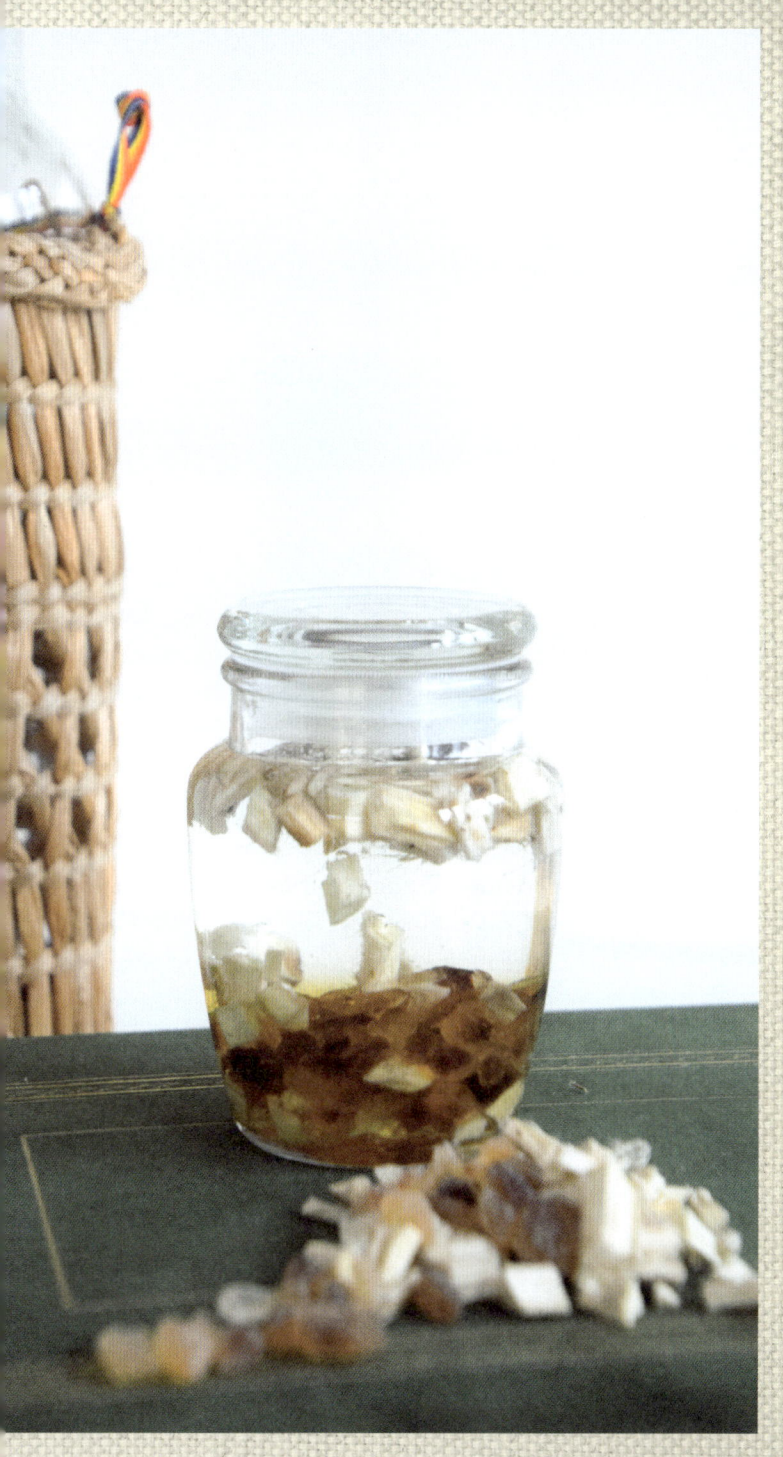

KRÄUTERTEEMISCHUNG MIT KÄSEPAPPEL UND LINDENBLÜTE

—

Zutaten:
· 4 EL frische oder 2 EL getrocknete Blüten der Wilden
Malve (Malva sylvestris, auch Käsepappel genannt)
· 4 EL frische oder 2 EL getrocknete Lindenblüten
· 1 Liter kaltes Wasser

Da es sich hierbei um einen Kaltauszug handelt, der mehrere Stunden stehen soll, empfiehlt es sich, einen Liter anzusetzen und diesen dann innerhalb eines Tages zu trinken. Dieser Tee sollte nicht länger als einen Tag stehen bleiben, da der Schleim sonst Bakterien anzieht.

Die zerkleinerten Kräuter werden mit dem kalten Wasser angesetzt und sollten mindestens 4 bis 6 Stunden ausgezogen werden. Danach kann der Tee bei Bedarf auf maximal 40 Grad erwärmt werden.

Der Schleimstofftee lindert den (Reiz-)Husten, wirkt bei Entzündungen und Schmerzen im Hals, aber auch in den Verdauungswegen. Der Tee sollte langsam getrunken und bewusst runtergeschluckt werden.

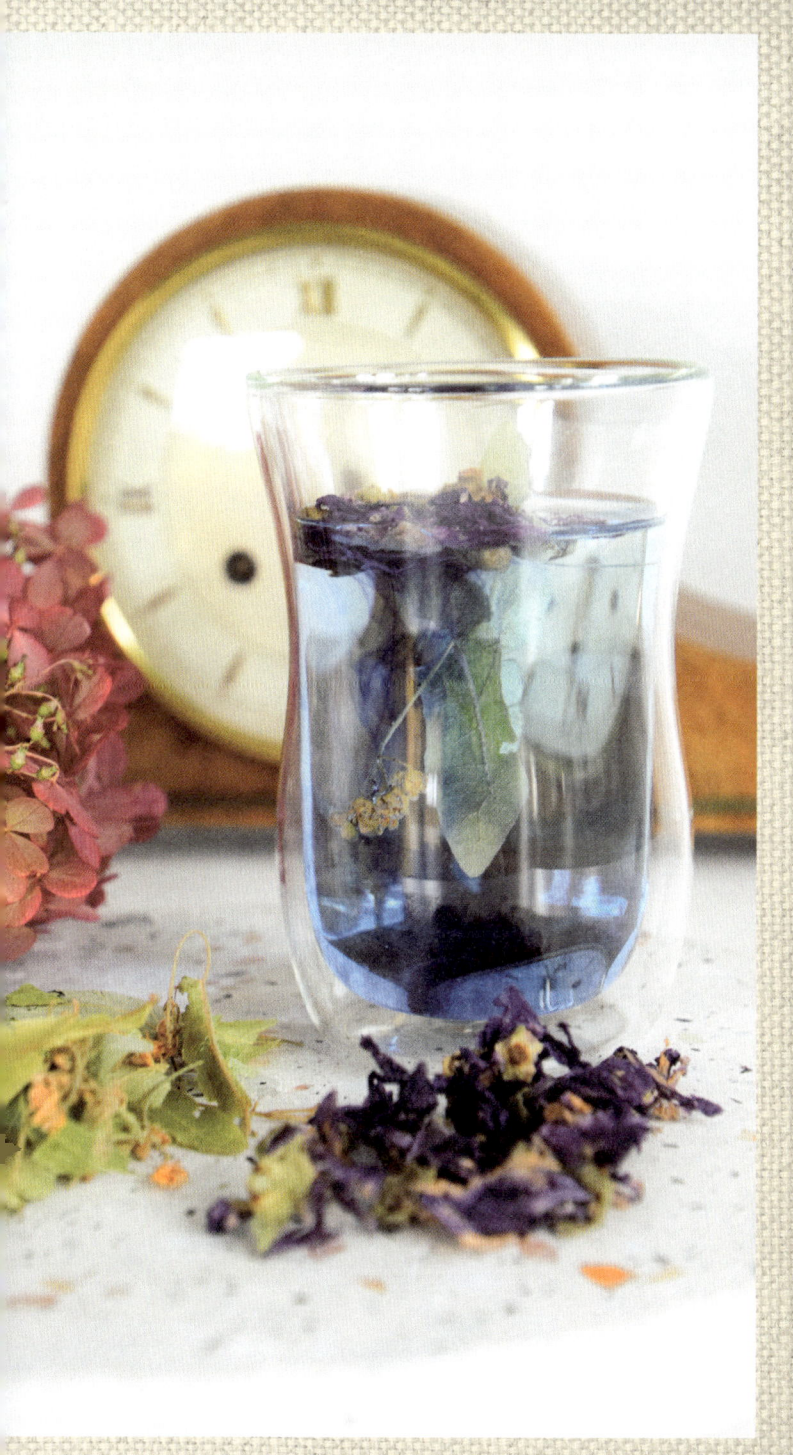

Saponine,
die schäumende Kraft der Natur

Schon der Beiname der Saponine – Seifenstoffe – weist auf die reinigende Wirkung der entsprechenden Pflanzenstoffe hin. Vielleicht kennen Sie sogar schon die Verwendung der Rosskastanie als Naturwaschmittel, mit deren Samen Wäsche gewaschen werden kann. Mit Gänseblümchen, Veilchen, Schlüsselblume oder Vogelmiere können wir den Körper hingegen von innen heraus reinigen. Zudem wirken diese kleinen wilden Wiesenkräuter gerade bei verschleimtem Husten lösend und auswurffördernd. Kräuter mit diesen Inhaltsstoffen reizen die Atemwege, lösen Sekrete, verflüssigen diese und erleichtern damit das Aushusten. Sie haben also eine schleimlösende Wirkung.

Viele Saponine hemmen das Wachstum von Bakterien, Viren oder Pilzen. Außerdem wirken sie stoffwechselanregend, schweißtreibend und entgiftend.

Hinweis: Da Saponine unsere Schleimhäute reizen, sollten Sie diese bei Beschwerden nicht länger als drei Wochen lang anwenden. Zusätzlich sollten Sie immer genügend trinken. Nicht jede Pflanze mit Saponinen darf innerlich angewendet bzw. eingenommen werden, da sie in dieser Form zu sehr reizen können. Rosskastanie oder auch Efeu (hier gibt es bei Husten gute Fertigpräparate) sind etwa nur für die äußerliche Anwendung geeignet.

Vergleicht man die Wirkung von Kräutern mit Schleimstoffen mit jenen mit Saponinen, wird deutlich, dass es sich hier genau um das gegenteilige Einsatzgebiet handelt. Deswegen ist es bei der Anwendung von Kräutern immer ratsam, sich folgende Fragen zu stellen: Unter welchen Beschwerden leide ich genau? Welche Kräuter mit welchem Inhaltsstoff können mir helfen? Wie löse ich den Inhaltsstoff am besten aus den Kräutern heraus?

Als Überblick zu Reizhusten und verschleimtem Husten nochmal kurz zusammengefasst:

· Heilpflanzen mit Schleimstoffen wie Malve, Eibisch oder Isländisch Moos helfen bei Reizhusten oder Entzündungen der Schleimhäute. Diese werden idealerweise als Kaltansatz zubereitet.

· Heilpflanzen mit Saponinen wie etwa Gänseblümchen, Schlüsselblume oder Veilchen helfen bei verschleimtem, festsitzendem Husten. Diese werden als klassischer 10-Minuten-Tee zubereitet.

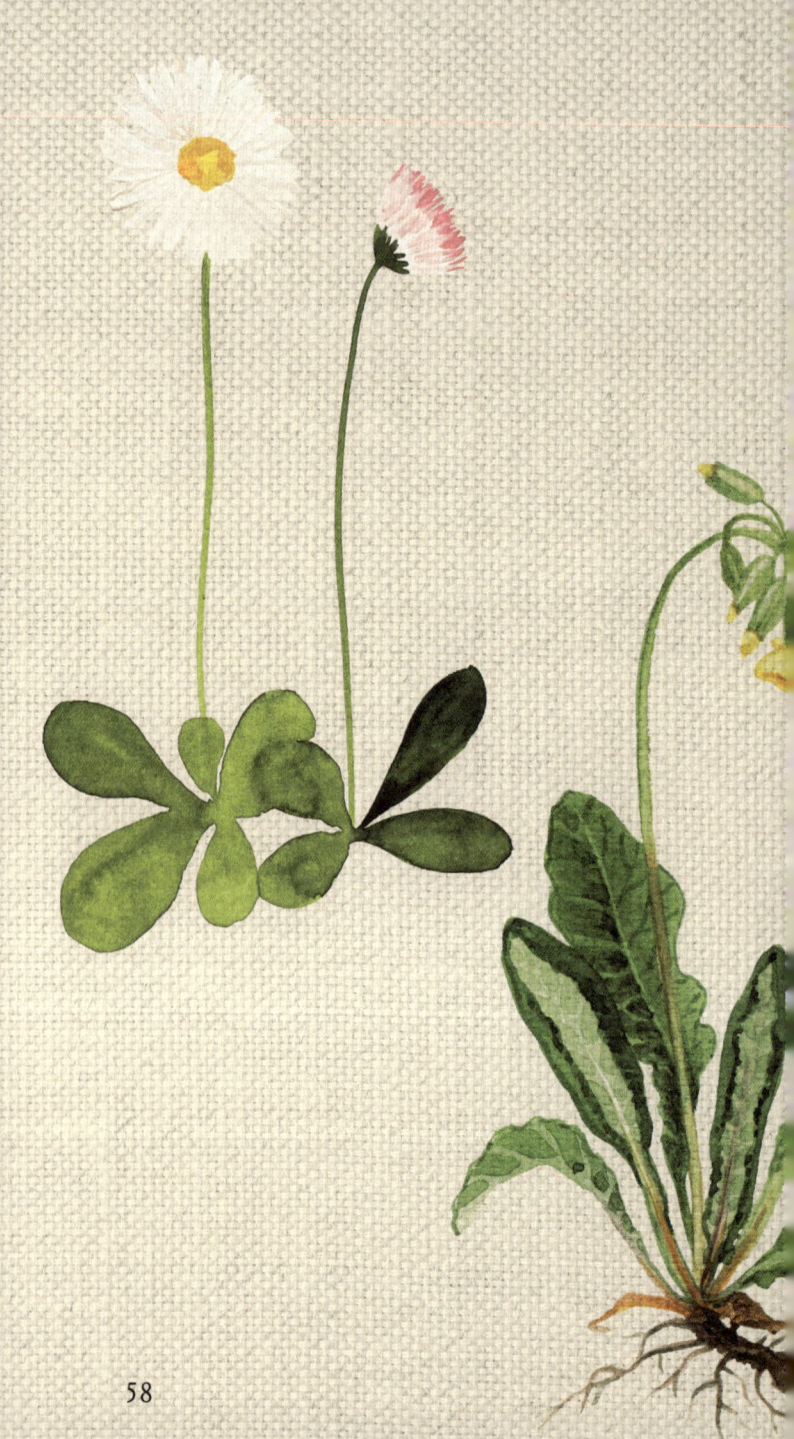

– GÄNSEBLÜMCHEN –

Die allseits bekannte Wiesenblume gilt als Paradebeispiel für ein Vielstoffgemisch. Mit ihren Saponinen, Bitterstoffen, dem Vitamin C oder auch den Gerbstoffen unterstützt es uns bei Husten, der Wundheilung und Hautproblemen und hat eine reinigende Wirkung auf unseren Körper.

– SCHLÜSSELBLUME –

Gerade bei verschleimten Bronchien hat sich der Einsatz von Wurzel und Blüte der Echten Schlüsselblume bewährt. Die Blüten wirken hier milder und werden deshalb gerade auch von Kindern und älteren Menschen gut vertragen.

– WEITERE PFLANZEN MIT SAPONINEN –

Königskerze · Veilchen · Vogelmiere

FRISCH AUFS BROT –
GÄNSEBLÜMCHENKÖPFCHEN
–

Zutaten:
· frische Gänseblümchen aus dem Garten
· belegtes Brot nach Belieben

Noch einfacher geht es fast nicht: Das Gänseblümchen besitzt Vitamin C und wertvolle Bitterstoffe, die wir unserem Körper zur Verfügung stellen können, wenn wir es frisch essen. Garnieren Sie etwa Ihr belegtes Brot mit den hübschen frischen Blüten. Natürlich können Sie diese essbaren Blüten auch über verschiedene andere Gerichte streuen.

Vor allem Kinder lieben es, die kleinen Blüten zu sammeln und anschließend zu verspeisen. Mit der Frische des wilden Heilkrautes stärken wir unseren gesamten Organismus.

Sie können Gänseblümchen aber auch als Tee zu sich nehmen. Dieser wirkt etwa bei verschleimtem Husten und wird gleich zubereitet wie der folgende Tee aus Schlüsselblumen.

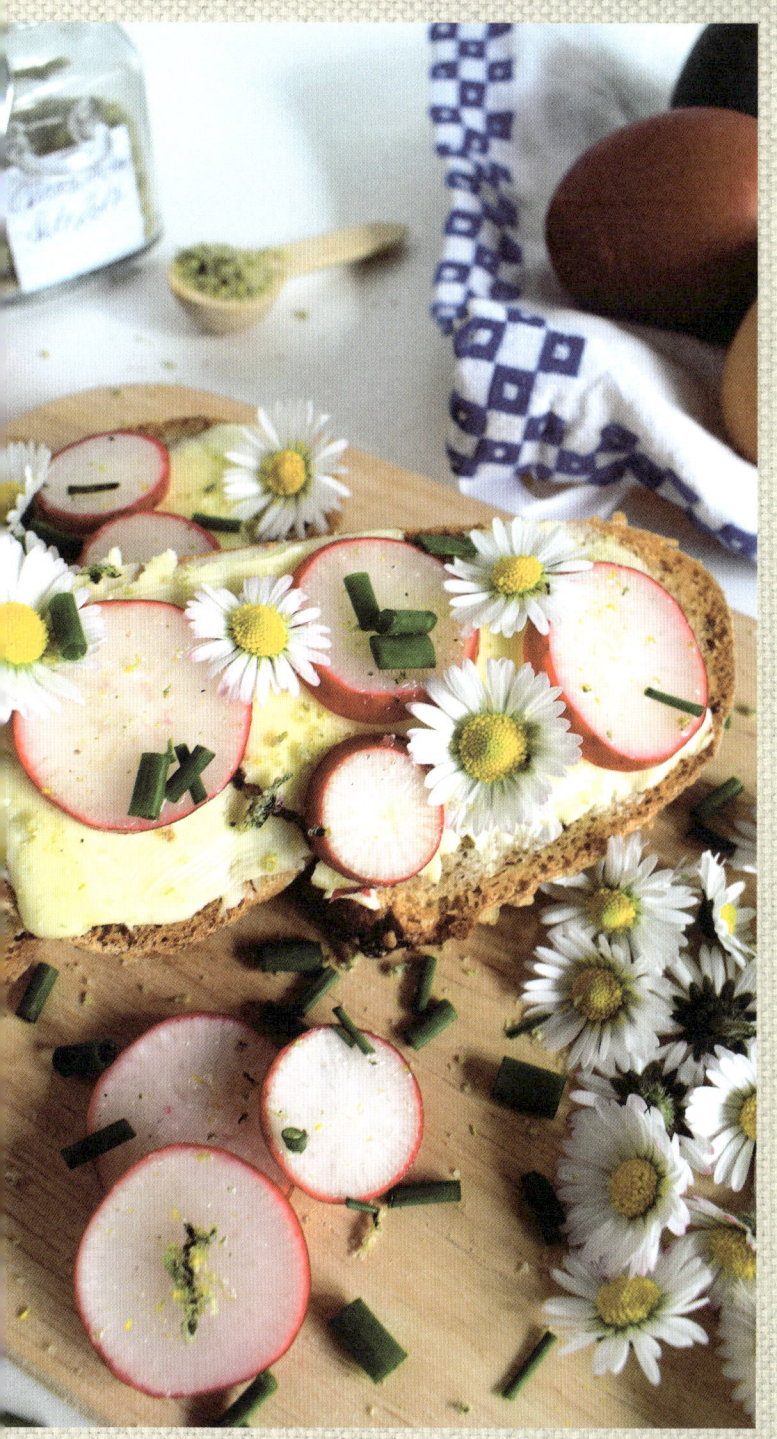

KRÄUTERTEE
MIT SCHLÜSSELBLUME

—

Zutaten:
· 2 TL frische oder 1 TL getrocknete Schlüsselblumen
(Echte Schlüsselblume, Primula veris)
· Wasser
· Honig

Die Schlüsselblumen werden zerkleinert und klassisch mit heißem Wasser übergossen. Deckel draufgeben, damit nichts von den wertvollen Inhaltsstoffen verdampft, und nach 5 bis 8 Minuten abseihen. Danach den Tee mit Honig süßen (Teetemperatur unter 40 Grad). Durch den sehr hohen Gehalt an Saponinen wirkt der Tee bei festsitzendem Husten, 3 bis 4 Tassen täglich sind ausreichend.

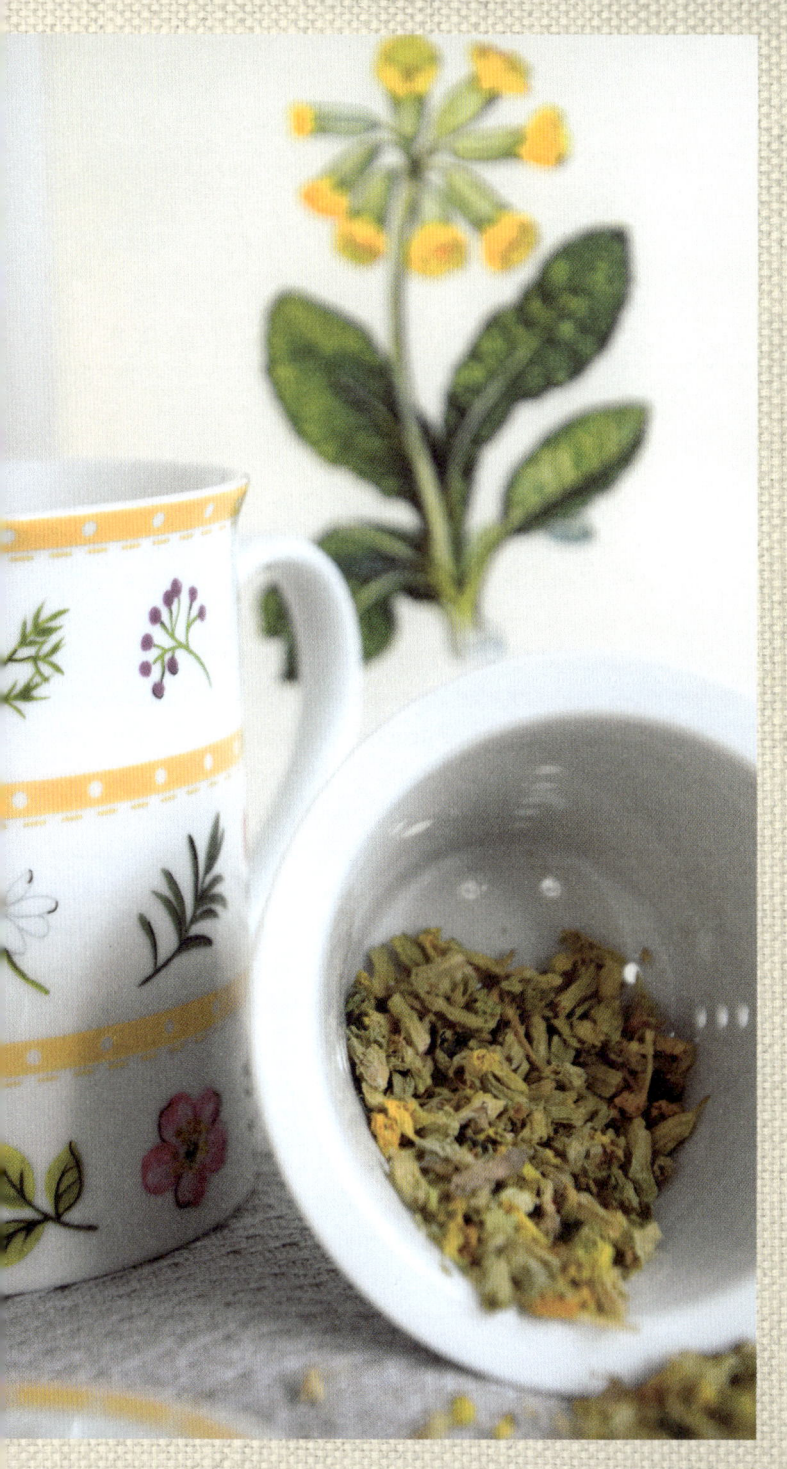

Flavonoide,
die Farbstoffe der Natur

»Gelb, rot, violett ... Iss buntes Obst und Gemüse, dann bleibst du gesund.« Vielleicht kennen Sie diesen Spruch, der im Grunde für alle bunten Pflanzen und Kräuter gilt. Mit diesen Inhaltsstoffen der Natur schützen wir unsere Zellen und Gefäße. Der Farbstoff ist der Sonnenschutz einer jeden Pflanze, da er diese vor UV-Licht schützt. Für uns Menschen ist er in seiner Wirkung so vielfältig wie die Pflanzenwelt selbst. Einige Farbstoffe sind stoffwechselfördernd, manche entzündungshemmend und es gibt auch solche, die die Durchblutung verbessern oder schweißtreibend wirken. Eines haben sie aber alle gemeinsam: Die Farbstoffe der Natur schützen uns vor den freien Radikalen, die unsere Zellen schädigen können. Daher mein Tipp: Bauen Sie regelmäßig die Farben der Natur in Ihre Ernährung ein, um Ihr Immunsystem gesund zu halten, mögliche Erkrankungen abzuwenden oder erst gar nicht krank zu werden.

Gerade in der Erkältungszeit sind Pflanzen mit Flavonoiden, die wie gesagt auch schweißtreibend wirken, eine gute Möglichkeit, um gleich etwas zu unternehmen, damit der Körper gut gegen Bakterien und Viren arbeiten kann. Vielleicht kennen Sie die klassischen schweißtreibenden Tees wie diejenigen aus Lindenblüten, Holunder oder Mädesüß, das ja auch als das originale Aspirin aus der Natur gilt. Wenn wir zusätzlich Vitamin C zu uns nehmen, üben Flavonoide eine Schutzwirkung auf dieses Vitamin aus. Außerdem unterstützt dieser Pflanzenwirkstoff unseren Körper gegen Infektionskrankheiten wie zum Beispiel Grippeviren.

Ich möchte Ihnen noch ein paar weitere Wirkungen der Heilpflanzen, die Flavonoide enthalten, vorstellen, von denen unser Körper profitieren kann. Natürlich gibt es noch zahlreiche andere, aber Sie werden bestimmt bereits bei dieser Auflistung ein erstes Aha-Erlebnis haben:

· entzündungshemmend: Kamille, Ringelblume
· entgiftend: Birke, Goldrute, Schachtelhalm, Stiefmütterchen
· schweißtreibend: Mädesüß-, Linden-, Holunderblüten
· herzkräftigend: Weißdorn
· zellschützend: Mariendistel

Ob bei Fieber, Erkältungen, Infektionskrankheiten oder vielem mehr: Für ein gesundes Leben können Sie sich mit den Farbstoffen aus der Natur viel Gutes tun. Das fängt bereits bei der Ernährung und einem bunten Gemüseteller an.

Hinweis: Flavonoide sind für unseren Körper gut verträglich, weil sie auch nicht lange dort verweilen. Sie können also ohne Bedenken jeden Tag unterschiedliche Kräuter, Beeren, Obst- und Gemüsesorten zu sich nehmen. Die Abwechslung macht's.

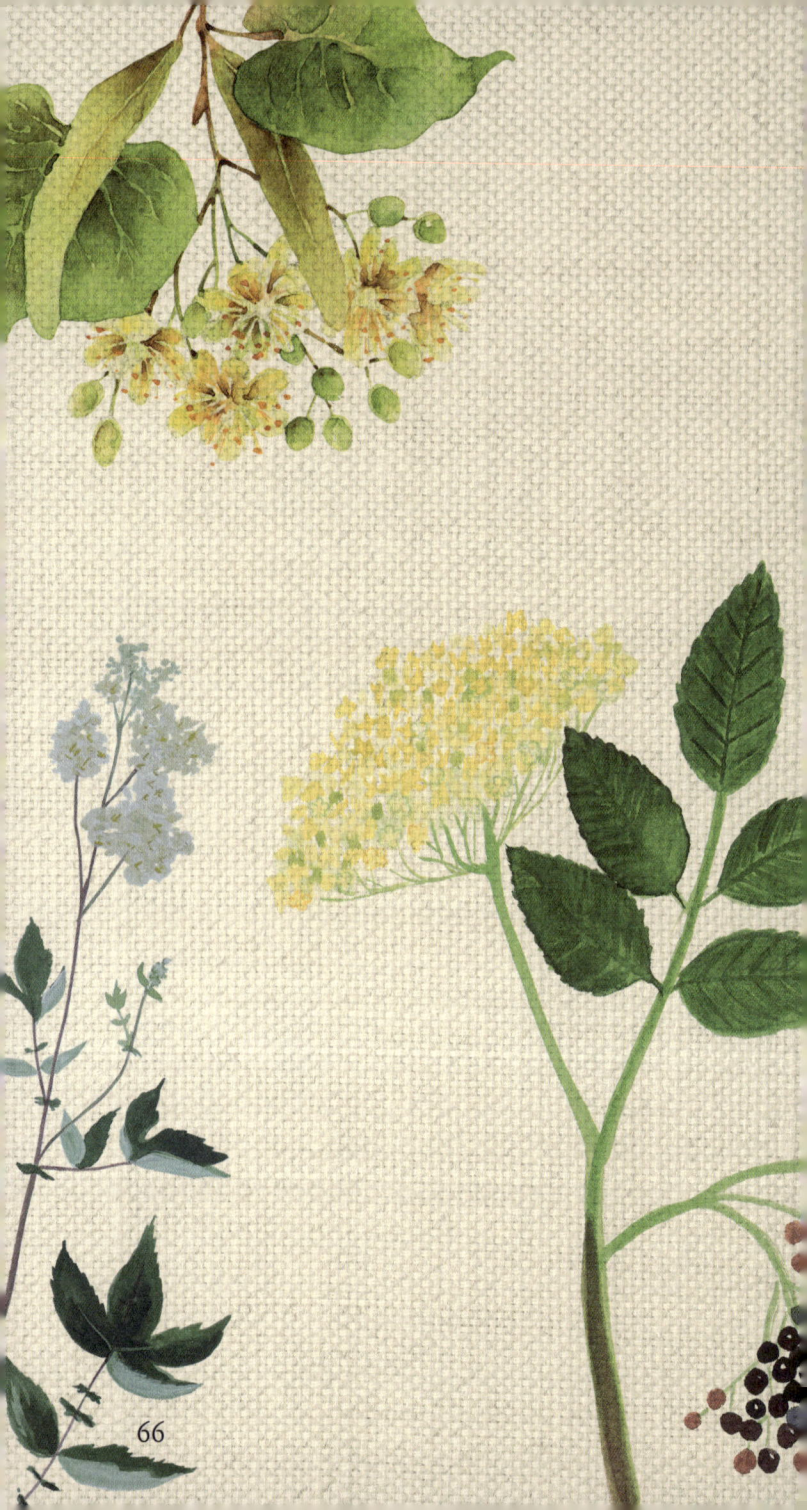

– SCHWARZE HOLUNDERBEEREN –

Wenn sich aus den weißen Holunderblüten schwarze Beeren bilden, können wir uns diese als Vitamin-C-Bomben zunutze machen. Mit ihrem hohen Flavonoidgehalt wirken sie gegen Infekte und erhöhen unsere Widerstandskraft.

– MÄDESÜSS –

Das Mädesüß gilt durch das enthaltene Salicylaldehyd auch als Aspirin der Wiese. Aber auch die Flavonoide sind dafür verantwortlich, dass es fiebersenkend, entzündungshemmend und schmerzlindernd wirkt.

– LINDENBLÜTEN –

Die düftenden Blüten der Linde bringen uns richtig zum Schwitzen. Das mobilisiert unseren Organismus und stärkt die Abwehrkräfte. Wird der Tee gleich zu Beginn einer Erkältung eingenommen, kann diese verkürzt werden.

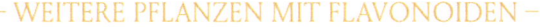

– WEITERE PFLANZEN MIT FLAVONOIDEN –

Birke · Weißdorn · Preiselbeeren

HOLUNDERBEEREN-
SUPPE

—

Zutaten Holunderbeerensirup:
- *1 kg Holunderbeeren*
- *1 kleine Tasse Wasser*
- *250 g Zucker*

Die schwarzen Holunderbeeren werden von den Stängeln gerubbelt und kommen mit dem Wasser in einen Topf. Auf kleiner Hitze so lange köcheln, bis die Beeren aufspringen und der Saft ausläuft. Danach wird alles durchgesiebt. Den Saft mit dem Zucker im Topf erwärmen, bis sich der Zucker aufgelöst hat. Zum Schluss in sterile Flaschen abfüllen.

Zutaten Holunderbeerensuppe:
- *250 ml Holunderbeerensirup*
- *1 Apfel*
- *2 Zweige Thymian*
- *1 TL Speisestärke*
- *1 EL Honig*

Holunderbeerensaft mit den klein geschnittenen Apfelstücken (inklusive Schale) und den Thymianzweigen erwärmen. Sobald die Früchte weich sind, kommt die Speisestärke hinzu, damit alles ein wenig eindickt. Nun muss die Suppe auf mindestens 40 Grad herunterkühlen, erst dann sollte der Honig hinzugefügt werden.

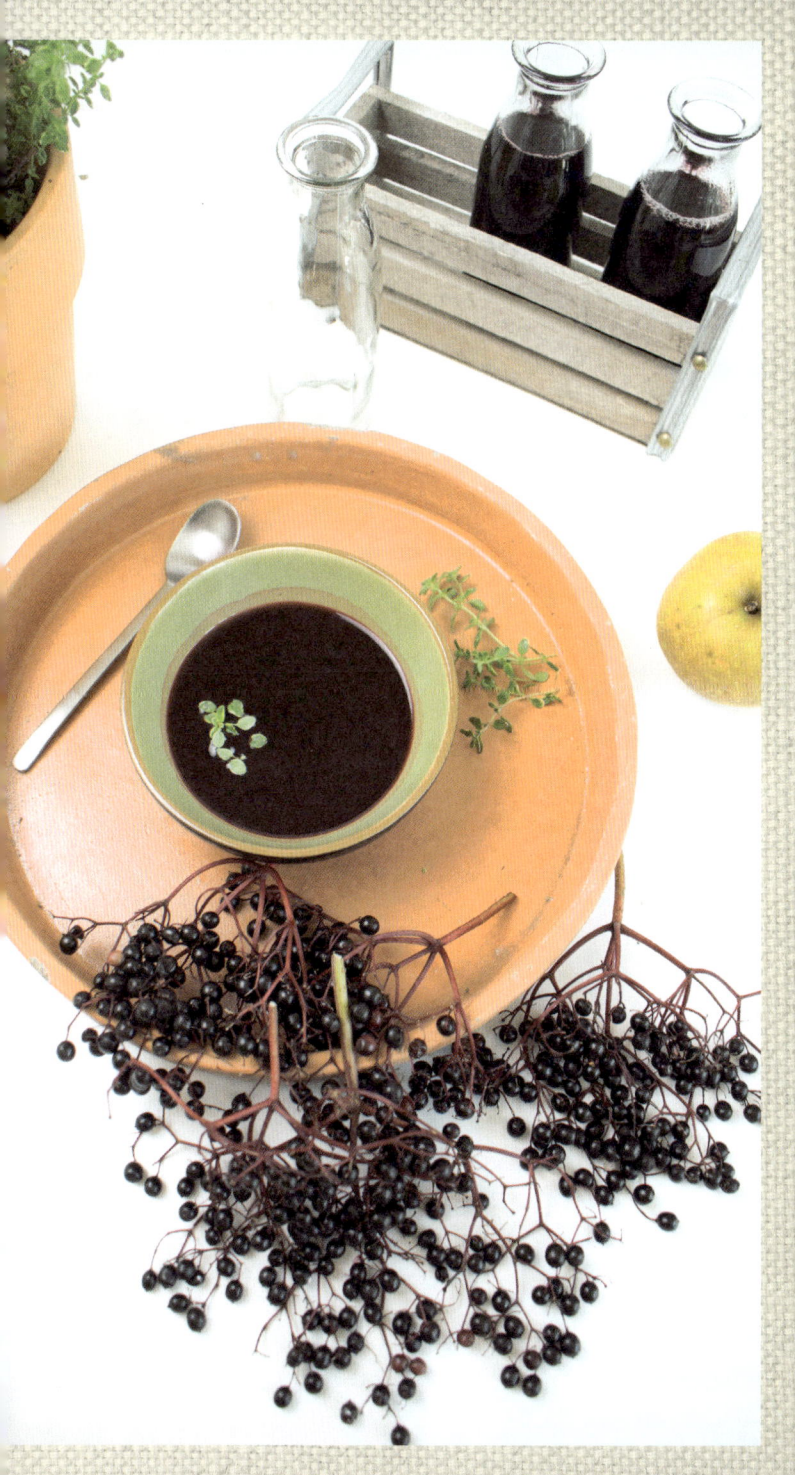

KRÄUTERTEE MIT HOLUNDER, MÄDESÜSS UND LINDENBLÜTE

—

Zutaten:
· jeweils 1 EL getrocknetes Kraut von Holunder,
Mädesüß und Lindenblüten
· 1 Liter kochend heißes Wasser

Die Kräuter werden gemischt, zerkleinert, mit dem kochend heißen Wasser übergossen und dürfen dann 10 Minuten ziehen. Deckel nicht vergessen, damit die Inhaltsstoffe nicht verdampfen!

Neben den Flavonoiden besitzen alle drei klassischen Erkältungskräuter weitere Inhaltsstoffe, die gerade bei grippalen Effekten und bei Symptomen wie Kopf- oder Gliederschmerzen hervorragend wirken. Als schweißtreibender Tee sollte dieser dann auch so heiß wie möglich getrunken werden.

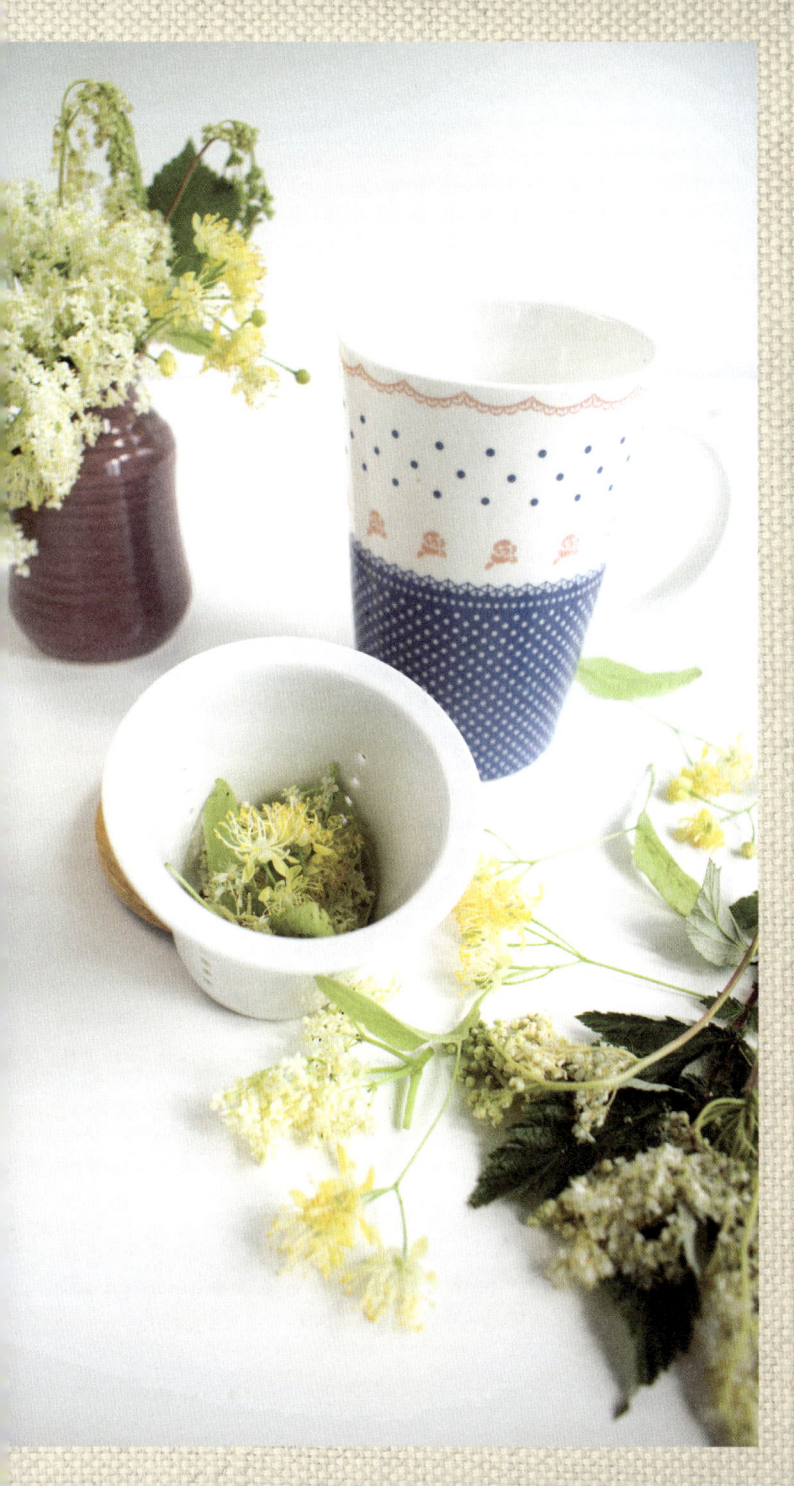

Bitterstoffe,
starke Partner an unserer Seite

Müssen Bitterstoffe wirklich sein? Eine der größten Aufgaben bei meiner Arbeit sehe ich auch darin, aufzuzeigen, wie wichtig Bitterstoffe für uns sind. Dass wir nur mehr auf süß, salzig oder sauer gepolt sind, halte ich für einen fatalen Fehler. Ich würde sogar so weit gehen zu behaupten, dass wir unseren Körper damit schädigen. Unser gesamter Stoffwechsel kann von den Bitterstoffen der Natur profitieren, denn zum einen wirken sie auf den Nervus vagus und zum anderen auf den Sympathikus, einen Teil unseres vegetativen Nervensystems. Leider mögen viele Menschen bittere Speisen nicht besonders. Der bittere Geschmack im Mund ist allerdings unerlässlich, da der Reiz der Bitterstoffe nur über die Geschmacksnerven an unser Gehirn übermittelt wird. Umso wichtiger ist es, dass wir uns für unsere Gesundheit wieder an das Bittere gewöhnen.

Heute ist es oft gar nicht so leicht, an bittere Nahrungsmittel zu kommen, denn aus vielen Lebensmitteln wurden die Bitterstoffe bereits bewusst »rausgezüchtet«. Darum müssen wir hier wieder einen Weg zurück zur Natur finden, denn dort warten viele Heilpflanzen auf uns, die uns Bitterstoffe liefern.

Hinweis: Bitterstoffe sollten nicht überdosiert werden, sonst kann es zu Übelkeit oder auch Brechreiz kommen. Vorsicht ist auch geboten bei Magenübersäuerung, Magengeschwüren oder Gallensteinen. Bitterstoffe mögen es außerdem nicht, sehr lange mitgekocht zu werden, denn durch die anhaltende große Hitze werden die Bitterstoffe zerstört.

– WIRKUNGEN VON BITTERSTOFFEN –

· unterstützen den Darm, auch bei der Darmsanierung
· bringen die Magen- und Verdauungssäfte zum Fließen
· lindern Verdauungsstörungen
· das Gute aus der Ernährung wird resorbiert und bleibt im Körper, das Schlechte wird ausgeschieden
· regen den Energiestoffwechsel an
· wirken wärmend, allgemein tonisierend, blutbildungsunterstützend, durchblutungsfördernd, herzstärkend, energiesteigernd, fiebersenkend

– ANWENDUNG VON BITTERSTOFFEN –

· zur Unterstützung bei der Entgiftung des Körpers
· bei Erkältungskrankheiten
· zur Stärkung der Abwehrkräfte
· bei Schwäche- und Erschöpfungszuständen des Körpers
· bei Stimmungsschwankungen ... der Spruch »Bitter macht lustig« kommt nicht von ungefähr
· bei Konzentrationsschwäche

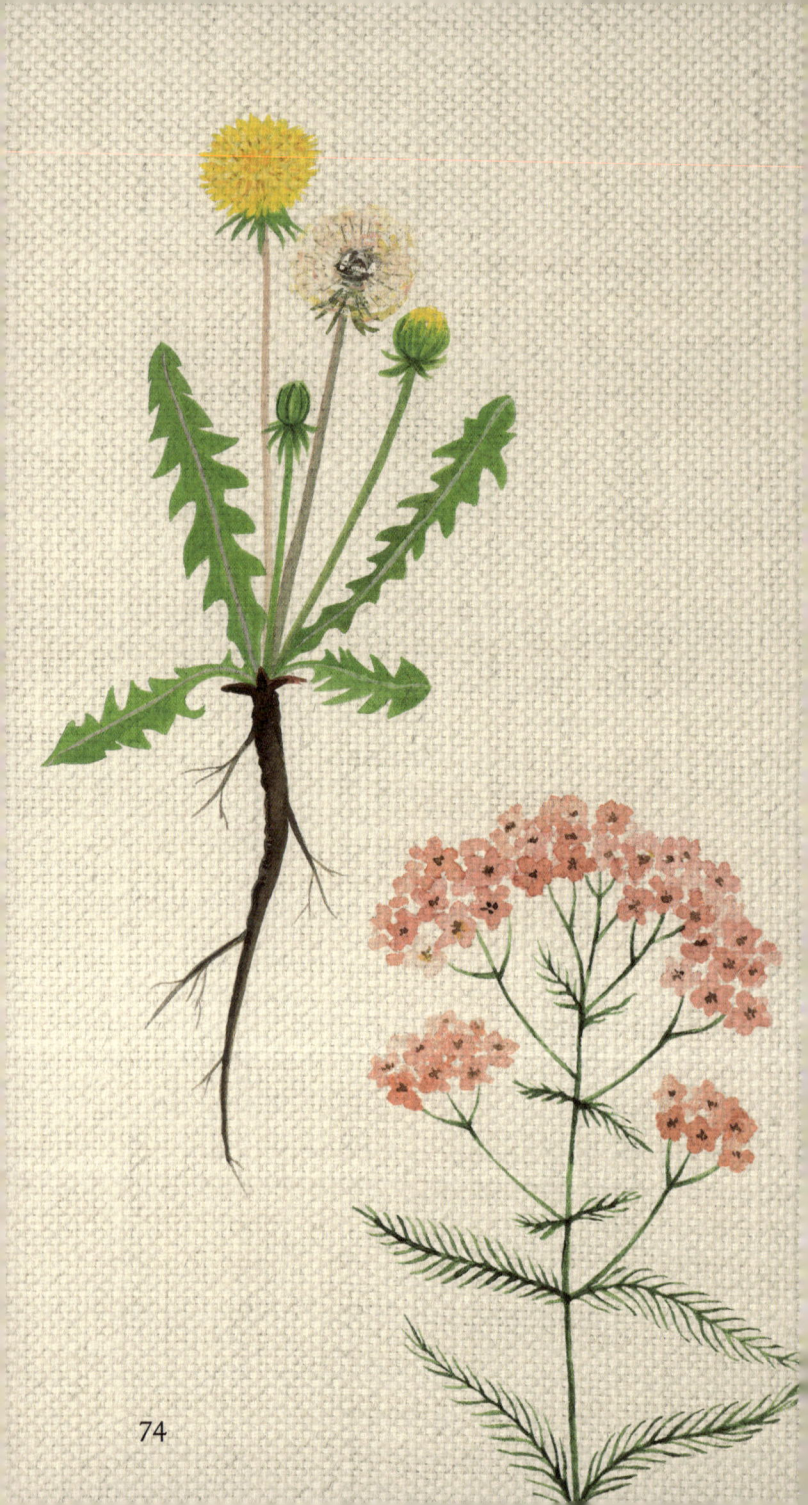

– LÖWENZAHN –

Der Löwenzahn gilt als guter Einstieg in die bittere Welt, da er zum einen wunderbar zu erkennen ist und zum anderen können alle Teile der Pflanze – von der Wurzel bis zur Blüte – verwendet werden. Ein wichtiger Hinweis: Der weiße Milchsaft ist NICHT giftig.

– SCHAFGARBE –

Die Schafgarbe ist eines der ältesten bekannten Heilkräuter und kann uns bei vielen gesundheitlichen Problemen begleiten. Ihre Wirkungen sind vielfältig: von blutstillend über krampflösend bis hin zu venentonisierend und stärkend für unseren Darm.

– WEITERE PFLANZEN MIT BITTERSTOFFEN –

Andorn · Beifuß · Engelwurz · Gelber Enzian
Hopfen · Isländisch Moos · Mariendistel
Tausendgüldenkraut · Wegwarte
Weißdorn · Wermut

GRÜNER SMOOTHIE
MIT LÖWENZAHN

—

Zutaten:
· 2 Handvoll wilde Frühlingskräuter
wie Löwenzahn, Gänseblümchen, Brennnessel,
Giersch oder Gundelrebe
· 1 Apfel
· 1 Spritzer frischer Zitronensaft
· 250 ml Wasser

Die wilden Frühlingskräuter findet man oft direkt vor der Haustüre. Wichtig ist, sie zu 100 % richtig zu erkennen und auch nur diese zu verwenden. Es sollten aber auf jeden Fall genügend Löwenzahnblätter dabei sein, damit Sie das Bittere im Smoothie schmecken. Alle Zutaten werden in einen Mixer gegeben und zu einem Smoothie püriert. Wenn dieser zu dickflüssig ist, kann man ihn mit Wasser noch etwas verdünnen.

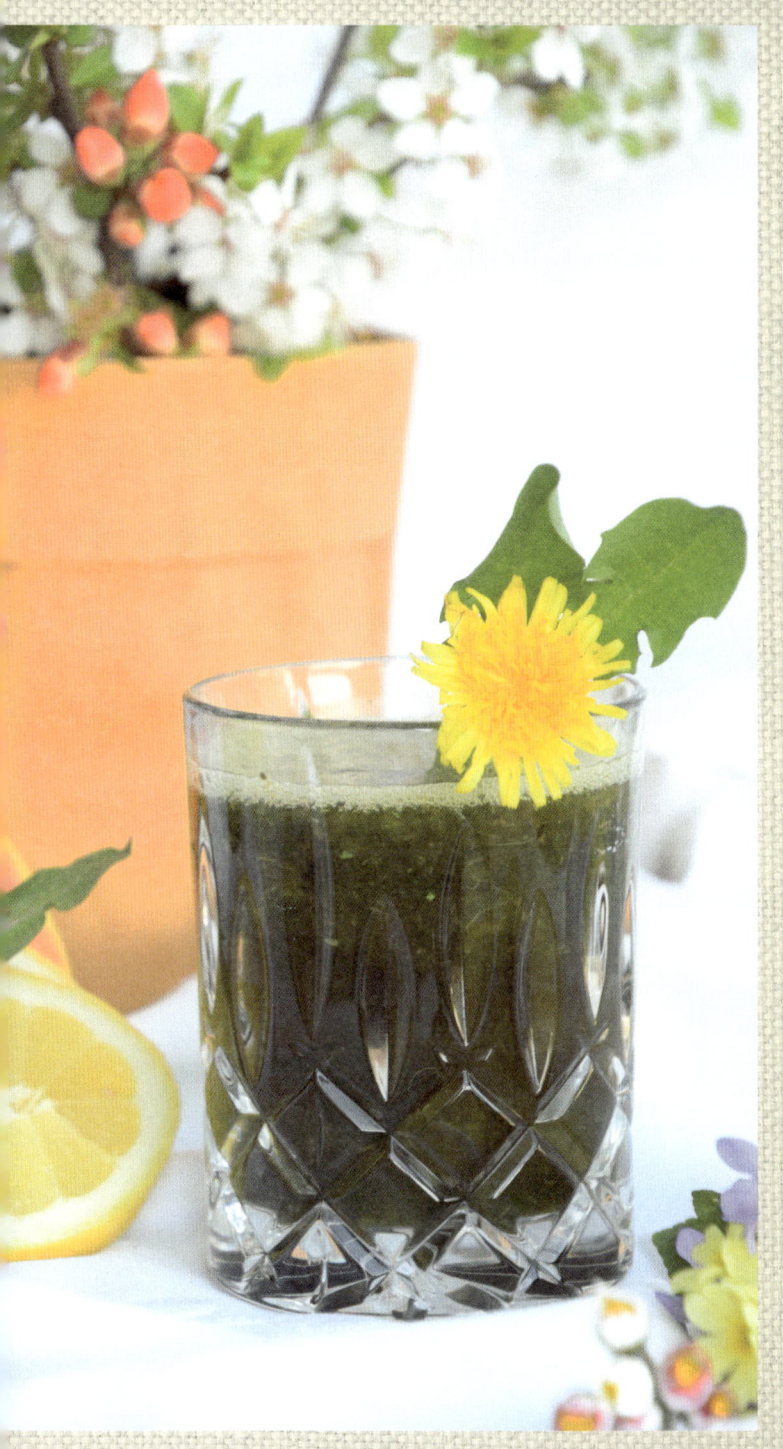

TONISIERENDES
BITTERPULVER

—

Zutaten:
jeweils 20 g getrocknete Pflanzenteile von:
· Löwenzahnwurzel
· Angelikawurzel (Engelwurz)
· Blüten der Schafgarbe
· Wacholderbeeren

Alle Zutaten werden in einem Küchenmixer oder auch in einer gereinigten Kaffeebohnenmühle fein pulverisiert. Das stoffwechselaktivierende und tonisierende Pulver kann als Finish über das Essen oder auch vor dem Trinken über den Löwenzahn-Smoothie gestreut werden.

Wichtig: Das Pulver nicht lange mitkochen, sonst verfliegt der bittere Geschmack.

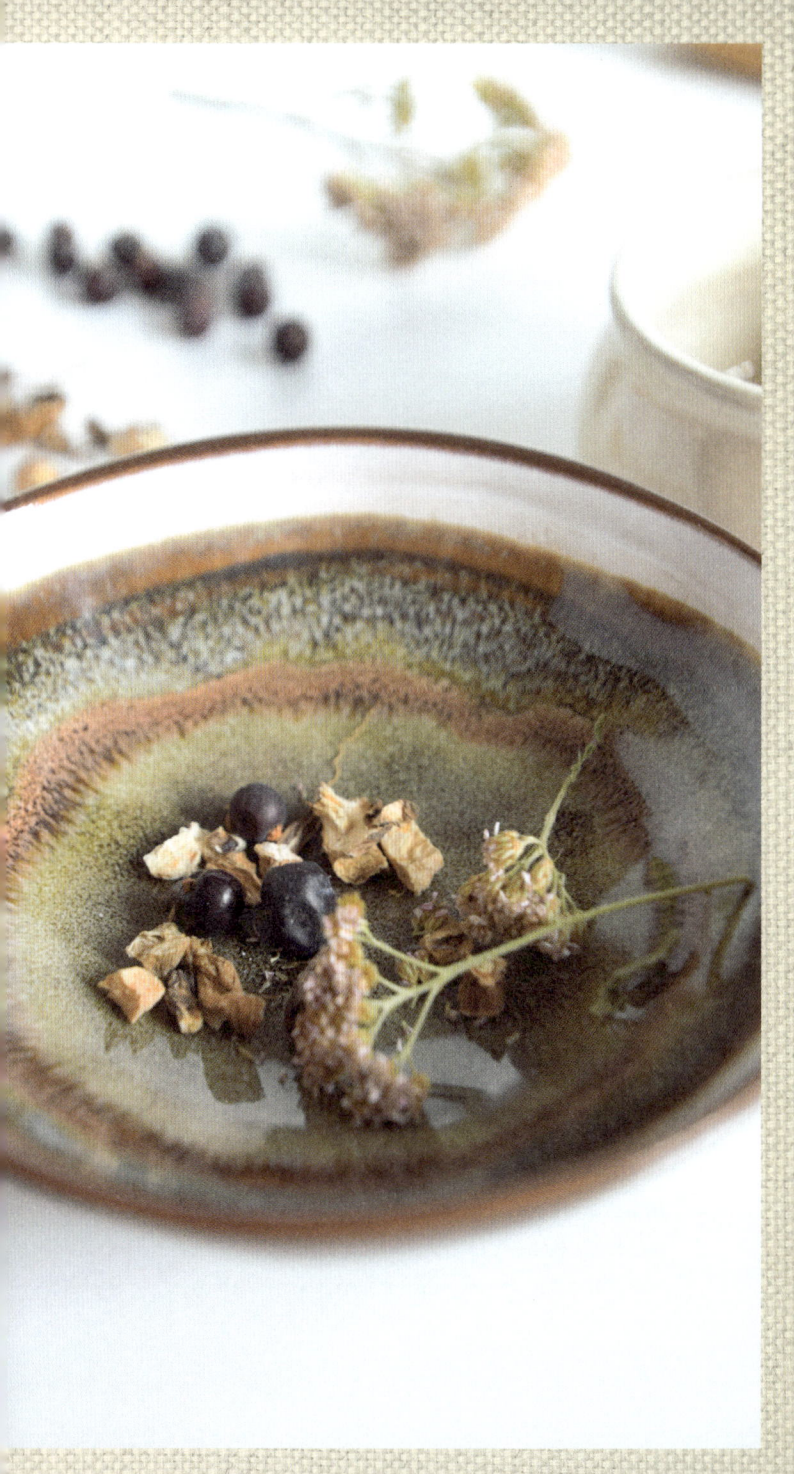

LEBERWICKEL
MIT SCHAFGARBE

—

Zutaten:
· 2 EL getrocknetes Schafgarbenkraut
· 250 ml kochendes Wasser
· 1 Baumwolltuch
· 1 Geschirrtuch
· 1 Handtuch
· 1 Wärmflasche

Die Schafgarbe wird mit heißem Wasser übergossen und muss mindestens 7 Minuten ziehen. Danach alles abseihen und ein wenig auskühlen lassen. Nun das Baumwolltuch so falten, dass es rechts unter der Brust auf der Leber Platz hat und gut im Tee tränken. Die überschüssige Flüssigkeit auswringen, das Tuch auf Höhe der Leber auf die nackte Haut legen und die beiden trockenen Tücher darüber geben. Zum Schluss kann man, wenn man dies möchte, noch die Wärmflasche darauflegen. Nun 45 Minuten auf der Couch oder im Bett ruhen und genießen.

Ein warmer Leberwickel mit Schafgarbe ist wie eine Wellnessbehandlung für die Leber. Dieser wirkt entlastend und anregend auf die Leberfunktion und den Stoffwechsel. Entweder bindet man die Wickel in eine Leberkur ein oder gönnt seiner Leber von Zeit zu Zeit damit eine Auszeit.

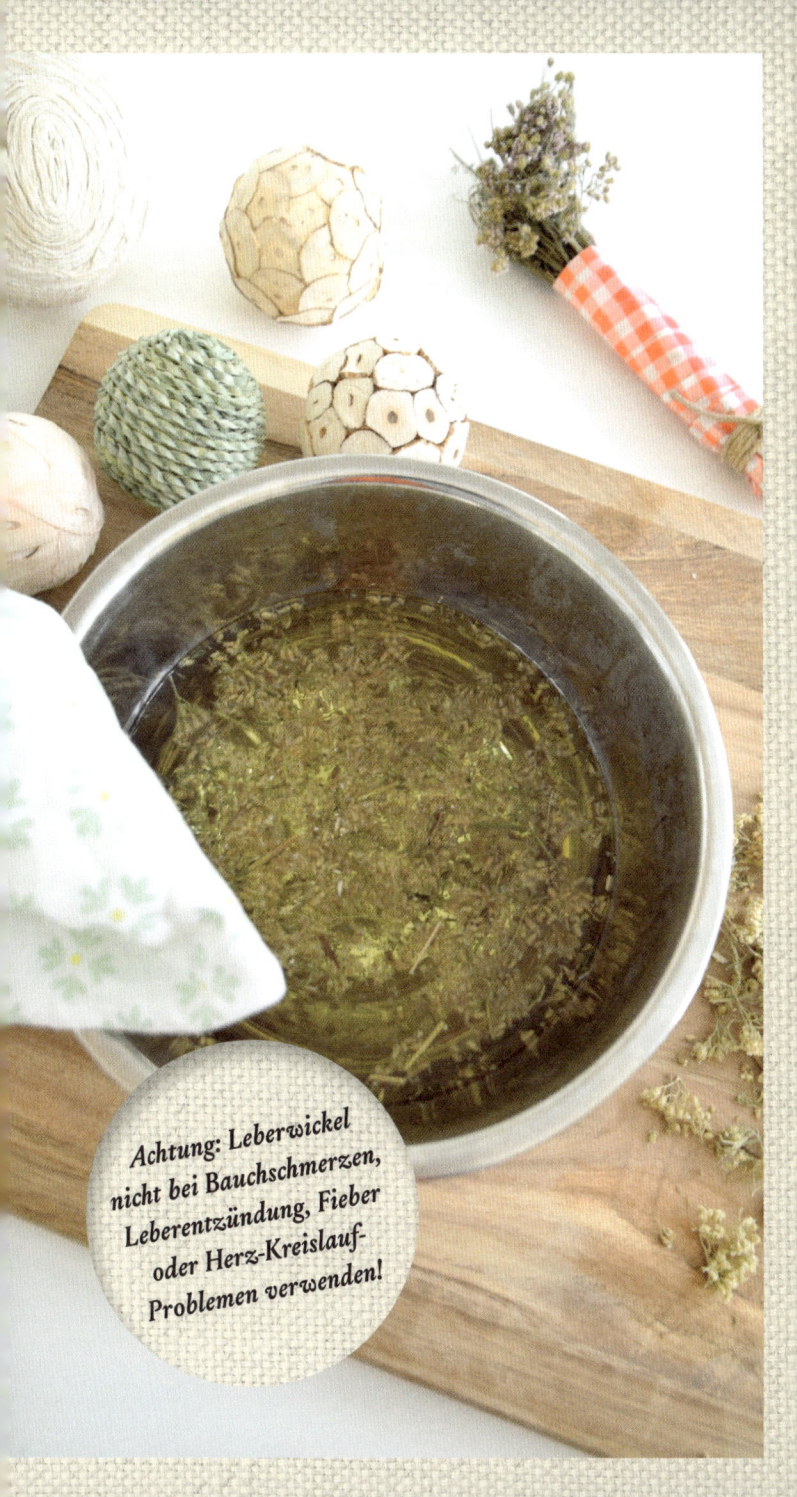

Achtung: Leberwickel nicht bei Bauchschmerzen, Leberentzündung, Fieber oder Herz-Kreislauf-Problemen verwenden!

BITTERER
KRÄUTERTEE

—

Zutaten (für eine 100 g Mischung):
· *40 g Engelwurz*
· *30 g Hopfen*
· *20 g Schafgarbe*
· *10 g Rosmarin*

Für eine Teetasse mit 250 ml wird 1 TL der Kräutertee-mischung in einem Topf mit kaltem Wasser zum Sieden gebracht. Danach 2 Minuten zugedeckt ziehen lassen und abgießen. Der Tee sollte circa 30 Minuten vor einer Mahlzeit getrunken werden. Nicht süßen, damit das Bittere noch geschmeckt werden kann.

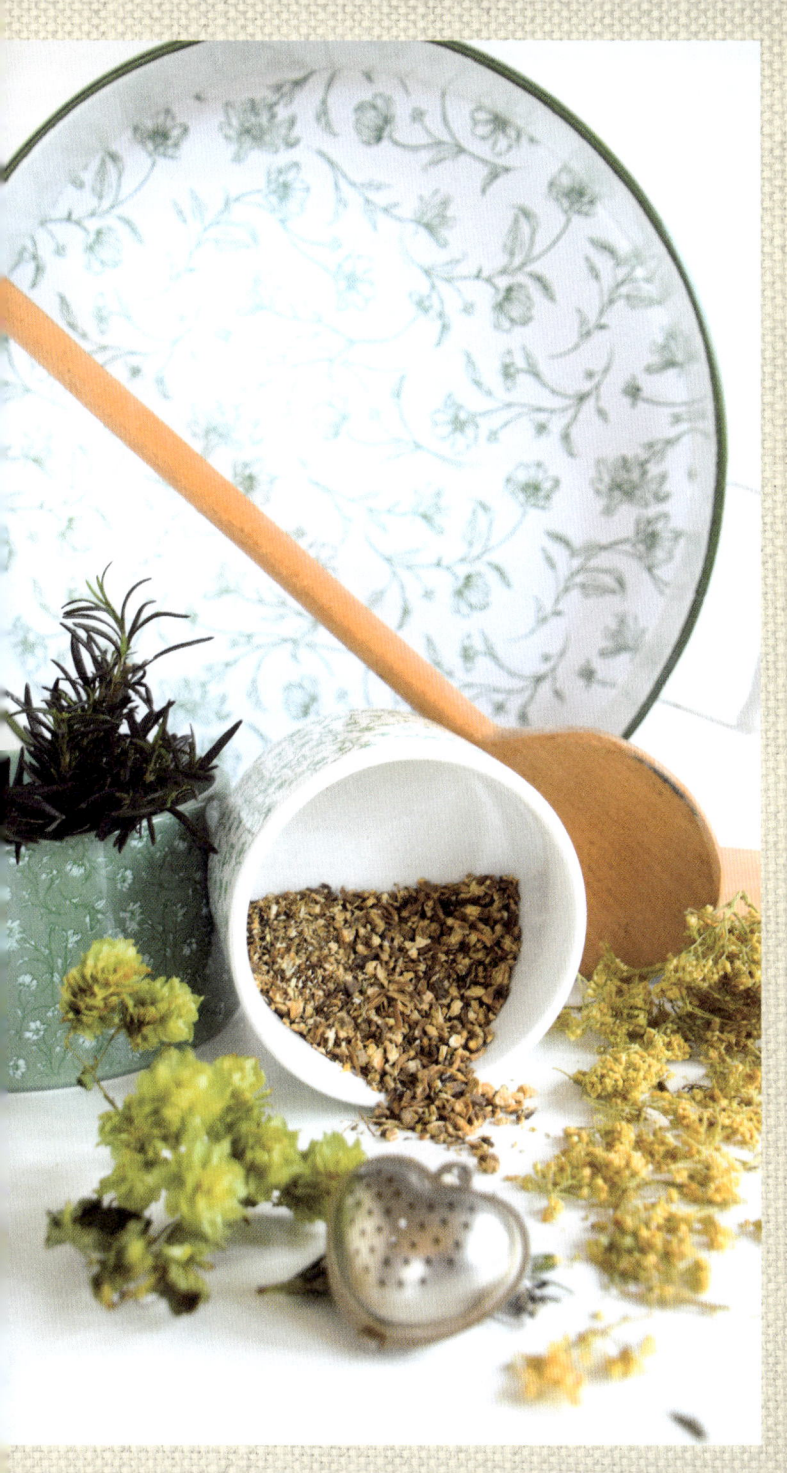

Vitamin C,
frisch von der Wiese

Vitamin C ist der beste Partner für unsere Immunabwehr und gerade bei Erkältungen oder akuten Infekten unterstützt es uns genauso wie die Spurenelemente Zink oder Selen. Was für viele Menschen oft überraschend ist: Nicht nur in Zitrone, Orange und Co. ist das bekannteste Vitamin enthalten. Auch unsere grünen Freunde sind voll davon.

Prinzipiell ist das Vitamin in Obst und Gemüse reichlich vorhanden. Unser Tagesbedarf kann damit leicht abgedeckt werden. Bei Fiebererkrankungen oder wenn eine Erkältung im Anmarsch ist, ist der nötige Vitamin-C-Bedarf, um die Abwehrkräfte zu stärken, höher. Vitamin C verträgt allerdings keine große Hitze, man spricht hier von einem hitzeempfindlichen Vitamin. Im Klartext heißt das, wenn Sie sich das beliebte Erkältungsgetränk »Heiße Zitrone« anrichten, zerstören Sie das wichtige Vitamin. Das passiert nämlich schon bei knapp 40 Grad. Deswegen ist es ratsam, auf einen frischen Verzehr der Pflanzen zu achten. Meine Rezeptideen mit Vitamin-C-Heilpflanzen sollen hier einige Anreize liefern.

Jede große alternative Naturheilkunde dieser Erde, egal, ob TCM, Ayurveda oder auch die orientalische Naturheilkunde – sie alle vermitteln uns eines: Nutze die Pflanzen, die um dich wachsen. Warum ist das so? Viele unserer Erkrankungen wie die klassische Erkältung entwickeln sich in unserem Klima. Unsere Heilpflanzen wachsen genau in diesem Klima und produzieren daher genau die Wirkstoffe, die uns zur Unterstützung dienen können – eine Hand-in-Hand-Freundschaft, die fast in Vergessenheit geraten ist. Aber die Kraft der heimischen Kräuter erlebt eine Renaissance und viele Erkenntnisse, wie etwa, dass regionale Kräuter große Vitamin-C-Lieferanten sind, warten darauf, wiederentdeckt zu werden.

– EIN »ZUVIEL« IST NICHT NÖTIG –

Bei vielen Kräuterwanderungen und -kursen erzählen mir Teilnehmer, wie begeistert sie von der Wirkung der heimischen Kräuter sind und dass sie diese bei den ersten Anzeichen von Erkältungen gleich in großen Mengen einnehmen. Man glaubt ja oft: »Viel hilft viel«. Ich würde in diesem Fall eher sagen: »Weniger ist mehr«. Zum einen sind Kräuter in ihrer Wirkung sehr stark und jeder muss Acht geben, wie er sie verträgt. Gerade wenn es um Vitamin C geht, braucht es nicht viel. Denn wenn der Körper seinen Vitamin-C-Tagesbedarf gesättigt hat, scheidet er den Rest aus.

Hinweis: Bei einer zu hohen Dosis an Vitamin C, zum Beispiel bei der Einnahme von hochdosierten Vitamin-C-Präparaten, kann es zu Magen-Darm-Beschwerden kommen.

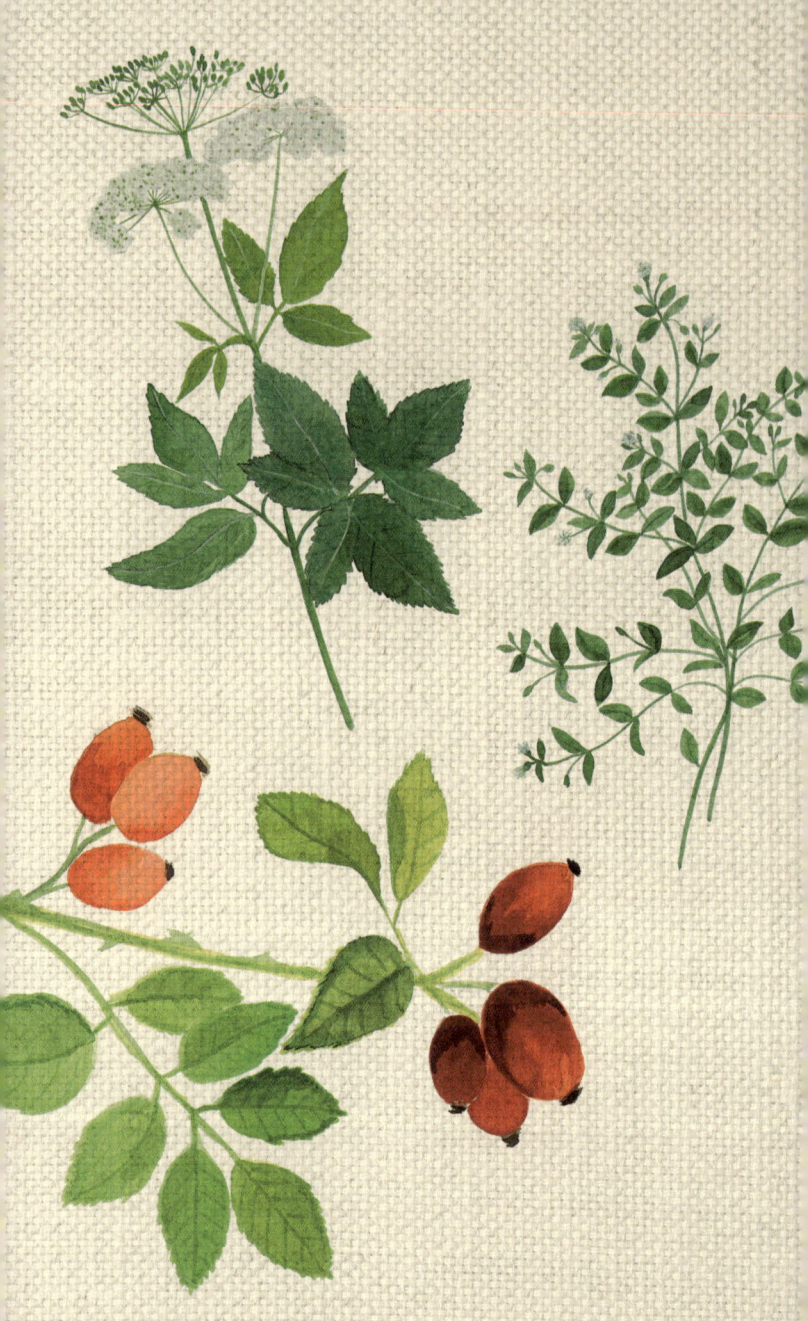

– GIERSCH –

Mit viel Vitamin C begrüßen uns bereits im Frühling die jungen Gierschblätter. Diese liefern uns zudem Eiweiß, Carotin und Mineralien. Mit ihrem Geschmack nach Karotte und Petersilie passen diese Blätter auch in jeden Salat.

– VOGELMIERE –

Vom Frühling bis in den Herbst begleitet uns die Vogelmiere, die zum einen mit ihren Saponinen eine reinigende Wirkung besitzt und zum anderen im Vergleich zu Kopfsalat das 6- bis 10-fache an Vitamin C liefert. Eine wahre Vitamin-C-Bombe direkt vor der Haustüre.

– HAGEBUTTE –

Der Tagesbedarf an Vitamin C ist mit 100 bis 200 mg gedeckt. In 100 g Hagebutten sind alleine schon 400 bis 3000 mg Vitamin C enthalten. Damit sind die Früchte der Hundsrose der regionale Vitamin-C-Lieferant Nummer 1.

– WEITERE PFLANZEN MIT VITAMIN C –

Brennnessel · Gänseblümchen · Kren
Löwenzahn · Scharbockskraut
(Blätter nur vor der Blüte sammeln!)
Sanddorn · Taubnessel

AUFGEPEPPTES WASSER
MIT GIERSCH

—

Zutaten:
· *1 Liter Wasser*
· *1 Handvoll frische Gierschblätter*
· *2 bis 3 Zitronenscheiben*

Die gesammelten und gesäuberten Gierschblätter werden mit der Hand angequetscht und kommen dann mit den Zitronenscheiben ins Wasser. Es ist empfehlenswert, den Giersch für mindestens 2 Stunden im Wasser ausziehen zu lassen. Anschließend kann man alles auch immer wieder mit Wasser auffüllen.

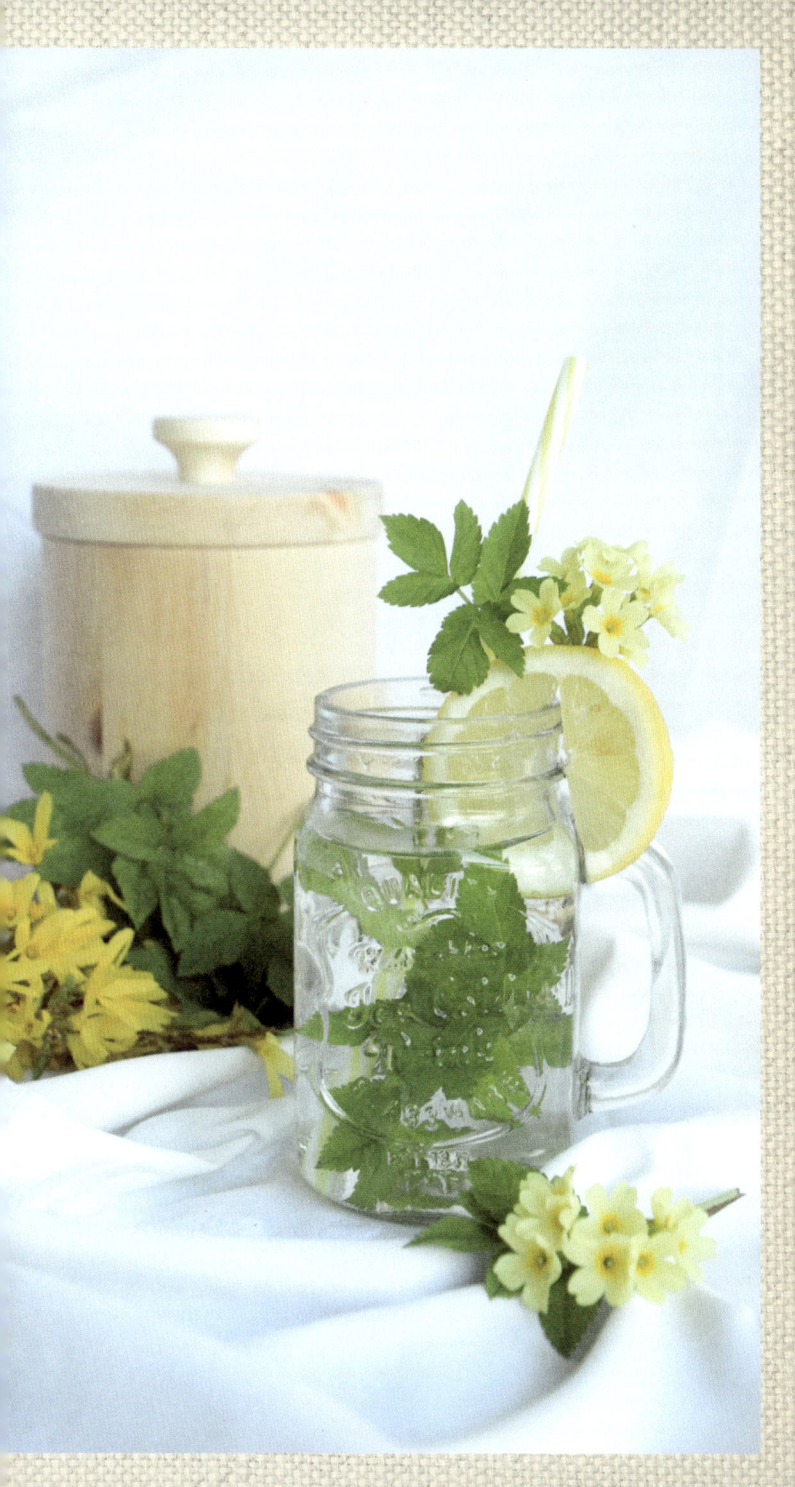

AUFSTRICH
MIT VOGELMIERE

—

Zutaten:
· *Vollkornbrot*
· *Streichkäse*
· *1 Handvoll frische Vogelmiere*
· *Paprika*

Das Vollkornbrot wird mit Streichkäse bestrichen und dann mit der gewaschenen frischen Vogelmiere und den Paprikascheiben garniert. Neben dem vielen Vitamin C ist die Vogelmiere auch ein wunderbarer Lieferant des wertvollen Chlorophylls.

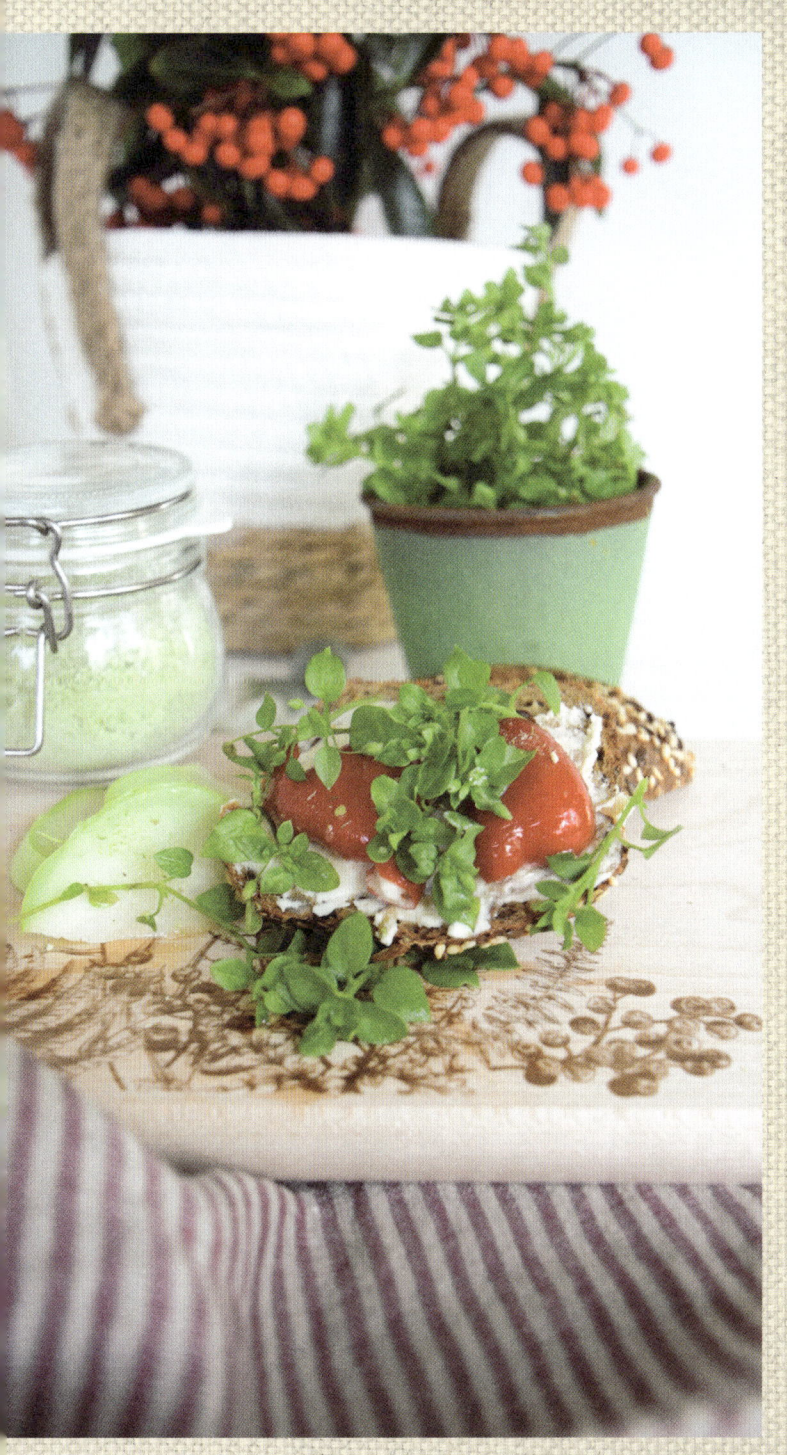

HAGEBUTTENPULVER

—

Zutaten:
· 100 g getrocknete Hagebutten

Ich verwende hier die Hagebutten der Wildrose, die man ab dem Spätherbst findet. Für einen hohen Vitamin-C-Gehalt sollten diese vor dem ersten Frost gesammelt werden. Zu Hause werden die Hagebutten gewaschen, geteilt und von den weißen Nüsschen im Inneren befreit. Nach dieser meditativen Arbeit werden die Hagebuttenteile getrocknet. Nach circa einer Woche sind sie bereit, um in einer elektrischen Gewürzmühle zu einem feinen Pulver verarbeitet zu werden.

Da wir hier nicht mit Hitze arbeiten, bleibt das Vitamin C erhalten und das Hagebuttenpulver kann zum Beispiel über das Frühstücksmüsli gestreut oder in den morgendlichen Smoothie gemischt werden.

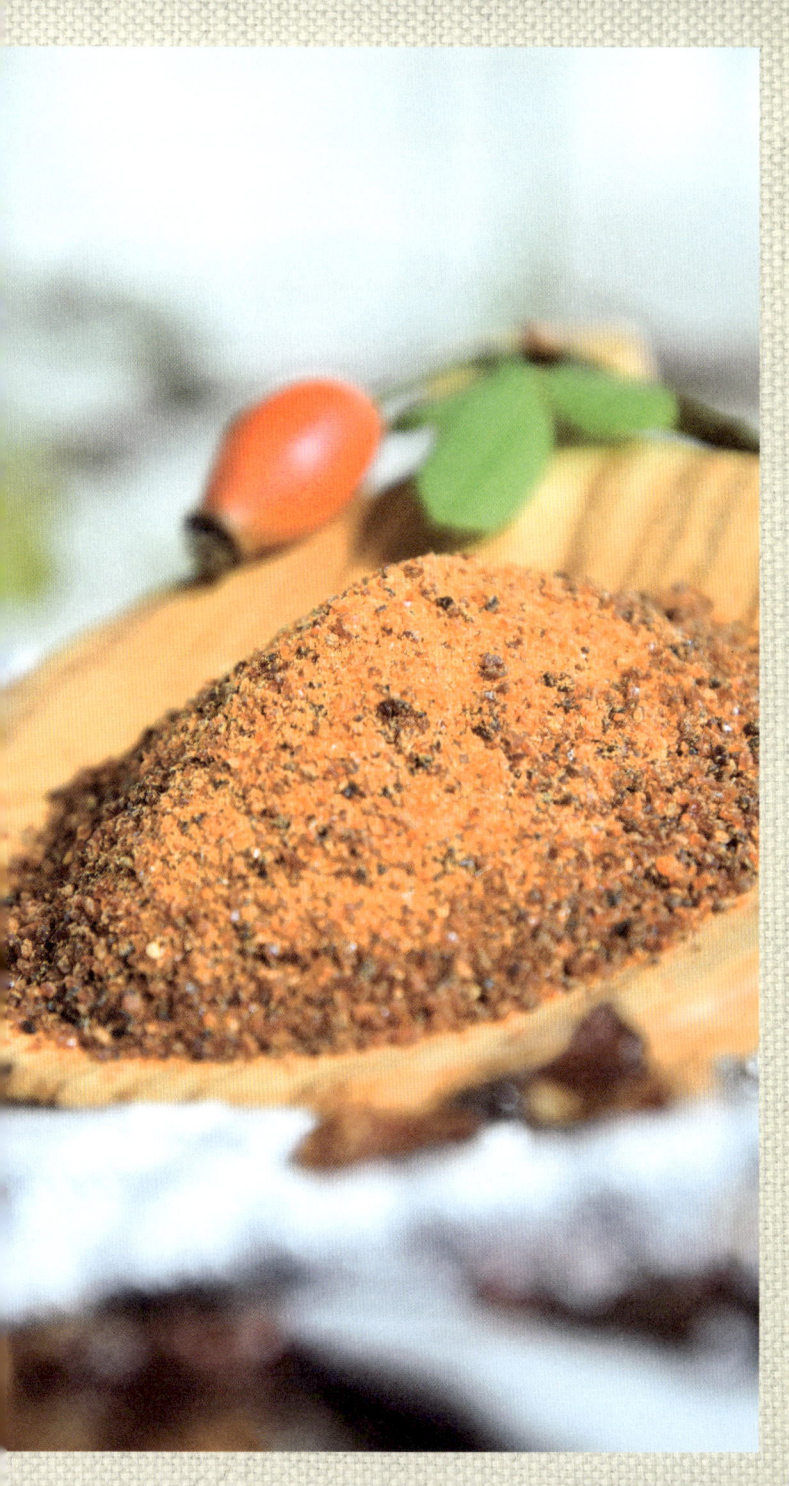

Lebende Bakterien
Futter für unseren Darm

»Eure Nahrungsmittel sollen eure Heilmittel sein und eure Heilmittel eure Nahrungsmittel.« Was der gute alte Hippokrates schon vor Tausenden von Jahren gepredigt hat, besitzt immer noch seine Gültigkeit. Gerade dann, wenn man sich wieder ein wenig mehr mit alten Techniken wie der Fermentation von Lebensmitteln beschäftigt. Fermentieren war früher oft die einzige Methode, um die reiche Ernte des Sommers für den Winter zu konservieren. Und heute? Da feiern wir das fulminante Comeback des Einmachens. Workshops werden abgehalten, Bücher über das Haltbarmachen geschrieben und Großmütter werden über alte Geheimrezepte ausgefragt.

Kein Wunder, denn in Zeiten, in denen wieder mehr Bewusstsein für Lebensmittel, Ernährung und Eigenanbau herrscht, ist das schonende Konservieren eine logische Konsequenz.

Die Fermentation von Lebensmitteln ist weltweit bekannt und wird vielfältig angewendet – von der Sojasoße über Käse und Joghurt bis hin zum in unseren Breiten so beliebten Sauerkraut. Auch das Sauerteigbrot wird wieder immer öfter zubereitet. Ohne die Mithilfe von Bakterien könnten diese fermentierten Lebensmittel nicht entstehen. Techniken gibt es bei der Fermentation viele, eines haben diese aber alle gemeinsam: Unser Darm jubelt über jedes fermentierte Gaberl, das wir ihm zuführen. Er profitiert von den probiotischen Mikroorganismen, die beim Einmachen entstehen, denn diese Milchsäurebakterien sind für ihn wie ein Gesundheitsbooster. Und geht's unserem Darm gut, geht's auch uns gut.

– WAS PASSIERT BEIM FERMENTIEREN? –

Zunächst müssen wir aus unseren Köpfen bringen, dass alle Bakterien in unserer Umgebung schlecht sind. Denn ohne Bakterien, die sich zum Beispiel auch auf den besten Bio-Gemüsesorten befinden, ist eine Fermentation nicht möglich. Bakterien sind bei dieser Technik besonders wertvolle Helfer. Fermentation bedeutet im Grunde nichts anderes als Gärung. Unsere Freunde die Bakterien wandeln den Zucker, der in den Produkten vorhanden ist, in Milchsäure um, sodass der pH-Wert sinkt. Daher kommt dann auch der säuerliche Geschmack. Salopp gesagt wird bei diesem Prozess Schimmel und Hefe der Gar ausgemacht und nur die wertvollen Bestandteile, die unsere Lebensmittel haltbar machen, bleiben übrig. Dazu müssen wir den zu fermentierenden Produkten den Sauerstoff entziehen und mit Salz und Wasser arbeiten. Doch dazu später mehr ...

Durch die Fermentation werden die Lebensmittel zum einen haltbar gemacht, zum anderen verdauen die Bakterien diese vor. Was jetzt vielleicht ein wenig unappetitlich klingt, ist aber äußerst wertvoll, denn dadurch werden die Produkte für uns viel besser verdaulich. Dass unser Darm so sehr von fermentierten Lebensmitteln profitiert, liegt genau an diesen milchsauren Bakterien.

– DARMBOOSTER MILCHSÄUREBAKTERIEN –

Da wir bei der Fermentation ganz ohne Hitze arbeiten, bleiben Vitamine, Mineralstoffe, Ballaststoffe und Proteine erhalten. Hinzu kommt die wertvolle Wirkung der Milchsäure als Darmbooster. Denn diese drängt krankmachende Keime in unserem Verdauungstrakt zurück und fördert gleichzeitig das Wachstum unserer Darmflora. Die Verdauung wird angeregt, die Darmschleimhaut gestärkt, die Besiedelung mit schlechten Bakterien aufgehalten und die Verfügbarkeit von einigen Mineralien wie zum Beispiel Eisen erhöht.

Die bei der Fermentation gewonnenen Bakterien, über die unsere Darmflora jubelt, nennen wir auch »Probiotika«. Wenn wir ein- bis zweimal wöchentlich fermentierte Lebensmittel zu uns nehmen, können sich die guten Darmbakterien vermehren und die schlechten finden keinen Platz. Ein fermentiertes Lebensmittel, dass in unseren Breiten einfach dazugehört und das pure Power für unseren Darm bedeutet, ist das Sauerkraut. Hierbei wird Weißkohl so lange mit Steinsalz geknetet, bis sich Wasser sammelt, in dem das Sauerkraut dann fermentiert. Das heißt, es bilden sich wertvolle Milchsäurebakterien. Dabei ist es egal, ob man Sauerkraut kauft oder selbst herstellt.

Der Darm spielt eine wichtige Rolle in unserem Körper, um uns gesund und auch glücklich zu halten. Zudem liegt ein Großteil unseres Immunsystems im Darm. Funktioniert dieser nicht, hat das auch Auswirkungen auf unser psychisches Wohlbefinden. Wir können durch eine gesunde Ernährung aktiv dafür sorgen, dass wir unseren Darm unterstützen und fit halten. Fermentierte Lebensmittel zu essen, ist ein Teil dieser Ernährungsroutine. Außerdem macht es Spaß, das Fermentieren selbst einmal zu versuchen.

FERMENTIERTE
KRÄUTERPASTE

—

Im Grunde sind dem Fermentieren keine Grenzen gesetzt. Wenn Sie also Lust haben, dann schenken Sie doch
Ihrem Darm fermentierte wilde Kräuter.

Ich liebe es, mit den reinigenden Frühlingskräutern,
die uns verschiedenste Geschmacksrichtungen liefern,
eine fermentierte Kräuterpaste herzustellen. Giersch etwa
hat einen leichten Geschmack nach Karotte, Bärlauch
verwöhnt uns mit Knoblauchgeschmack und Kräuter wie
die Brunnenkresse liefern uns ein wenig Schärfe. Aber
auch Gänseblümchen, Löwenzahn und Brennnessel sind
wunderbare Geschmacksträger, die in diese Gewürzpaste
passen. Wichtig ist natürlich, dass Sie darauf achten, dass
Sie auch das richtige Kraut und keine ähnlich aussehen-
den giftigen Kräuter sammeln. Um 100 g frische Wildkräuter zu sammeln, müssen Sie ein wenig Geduld auf-
bringen, aber genau diese Arbeit macht das Ergebnis dann
auch so besonders.

Zutaten:
· 100 g wilde Frühlingskräuter
· 1 Küchenmixer
· 1/4 TL Steinsalz (oder anderes gutes Salz)
· 250 ml Glas
· 1 kleineres Glas zum Beschweren

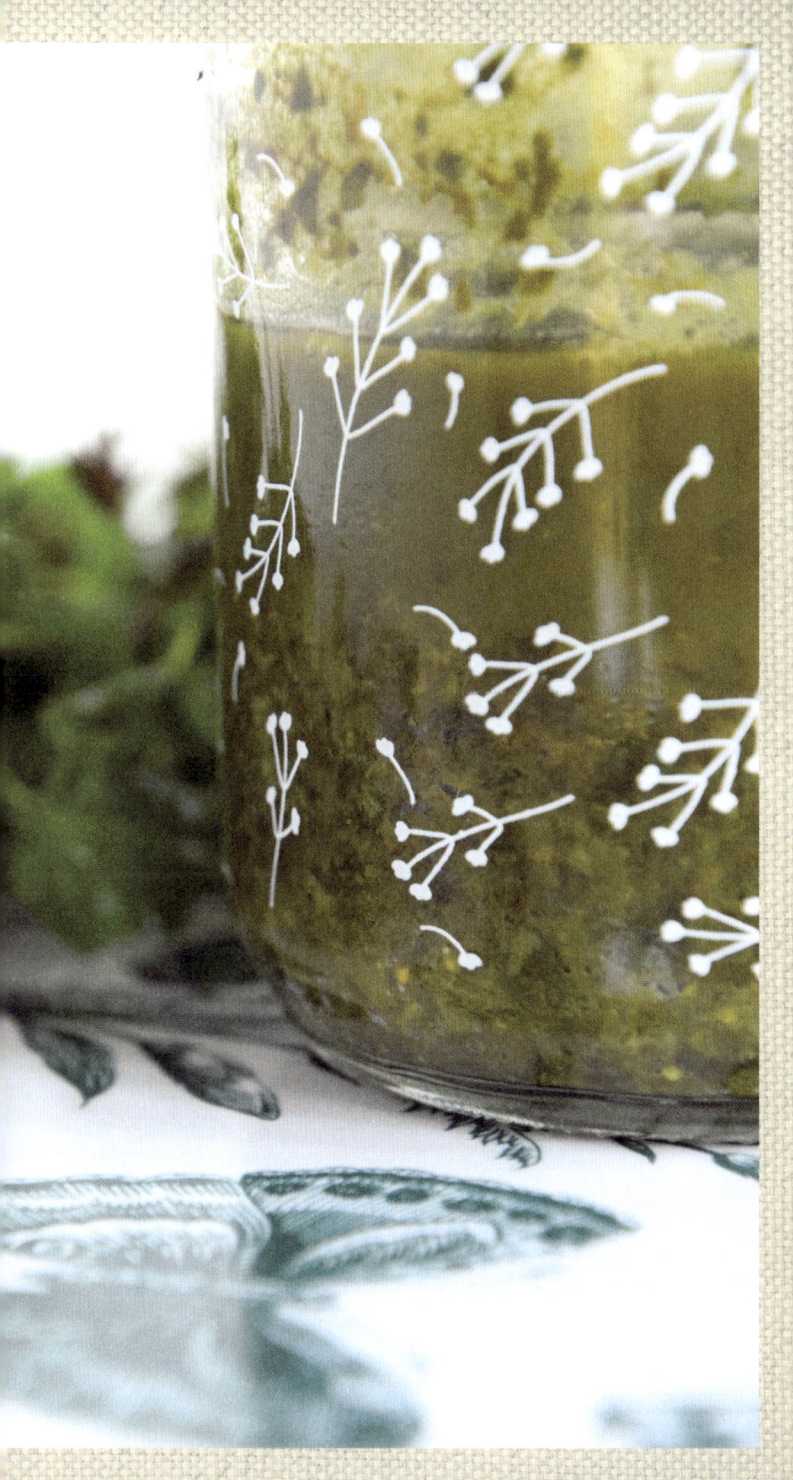

Zunächst die Kräuter ein wenig zerpflücken und mit einem Küchenmixer zerkleinern. Nach ein paar Sekunden im Mixer das Salz hinzugeben und alles zu einer grünen Paste vermixen. Die Kräuterpaste lässt viel Flüssigkeit und genau diese benötigen wir zum Fermentieren. Die Masse in das große Glas füllen und fest nach unten drücken, damit sich oben eine Lake bildet. Wer keinen Fermentierstein zum Beschweren hat, behilft sich mit einem kleinen mit ein wenig Wasser befüllten Glas. Dieses auf die Paste drücken, damit die Lake in die Höhe steigt und alles bedeckt. Das ist wichtig für die Fermentation.

Für das fermentierte Endprodukt braucht es 4 Tage und ein wenig Arbeit. An jedem Tag wird das kleine Glas angehoben, die Paste einmal durchgerührt und dann erneut zu Boden gedrückt. An Tag 4 sollte die Paste schon einen leicht säuerlichen und würzigen Geschmack haben und ist bereit, in ein sauberes verschließbares Glas gefüllt zu werden. Nehmen Sie ein Glas, das Sie bis ganz nach oben auffüllen können. Vor dem Verschließen wird die Kräuterpaste wieder fest nach unten gedrückt, damit ein wenig Lake an der Oberfläche zu sehen ist. Je länger die Paste im Glas bleibt, desto säuerlicher wird sie, sie kann aber auch gleich verzehrt werden.

Ich verwende meine Kräuterpaste als i-Tüpfelchen auf selbstgemachtem Hummus oder Topfenaufstrich, aber auch als Ergänzung im Salatdressing. Auch auf Brot schmeckt sie fantastisch. Zum Kochen sollten Sie die Kräuterpaste nicht verwenden. Durch die Hitze werden sonst die wertvollen Milchsäurebakterien zerstört. Die fermentierte Paste hält sich in einem sauberen Glas im Kühlschrank wunderbar über einige Monate.

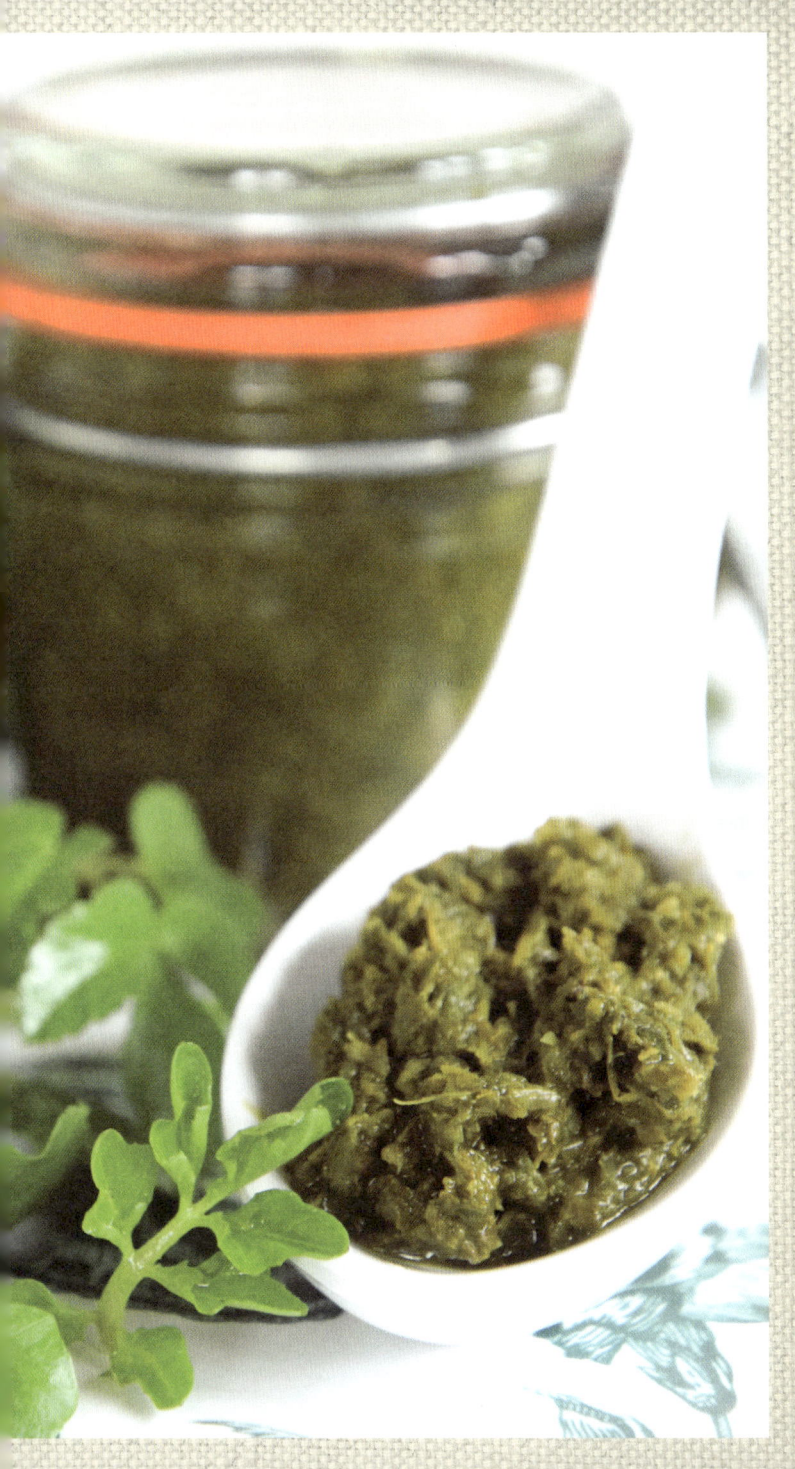

MEIN
IMMUNBOOSTER-ESSIG

—

Wenn wir nun schon bei den unbehandelten Lebensmitteln sind, dann möchte ich Ihnen auch noch den wertvollen unpasteurisierten Apfelessig ans Herz legen. Hier herrscht im Grunde wieder dasselbe Prinzip. Da ebenfalls keine Hitze im Spiel ist, bleiben bei diesem naturvergorenen Essig die wertvollen Bakterien erhalten, die unseren Darm bei seiner Arbeit unterstützen. Einen solchen Essig erkennt man immer an der Essigmutter. Dabei handelt es sich um die Schlieren, die man in den Flaschen sieht, die aber oft fälschlich für Schimmel gehalten werden. Doch ganz im Gegenteil: Es ist ein »Lebens«mittel – es lebt, arbeitet und unterstützt uns bei unserer Gesundheit. Natürlich können Sie auch selbst Apfelessig herstellen oder Sie kaufen einen naturvergorenen Apfelessig. Immer mehr Bio-Lebensmittelläden springen auf diesen Zug auf und bieten solche natürlichen Essige an.
Ich möchte Ihnen hier noch eines meiner liebsten Rezepte für ein starkes Immunsystem mitgeben. Dabei kombinieren Sie wertvollen Apfelessig mit natürlichen Antibiotika, also mit Kräutern und Lebensmitteln, die Scharfstoffe und ätherische Öle beinhalten. Ein Powermittel, das sowohl prophylaktisch und kurmäßig – gerade vor dem Winter – eingenommen werden kann, als auch wenn Sie merken, dass eine Erkältung im Anmarsch ist.

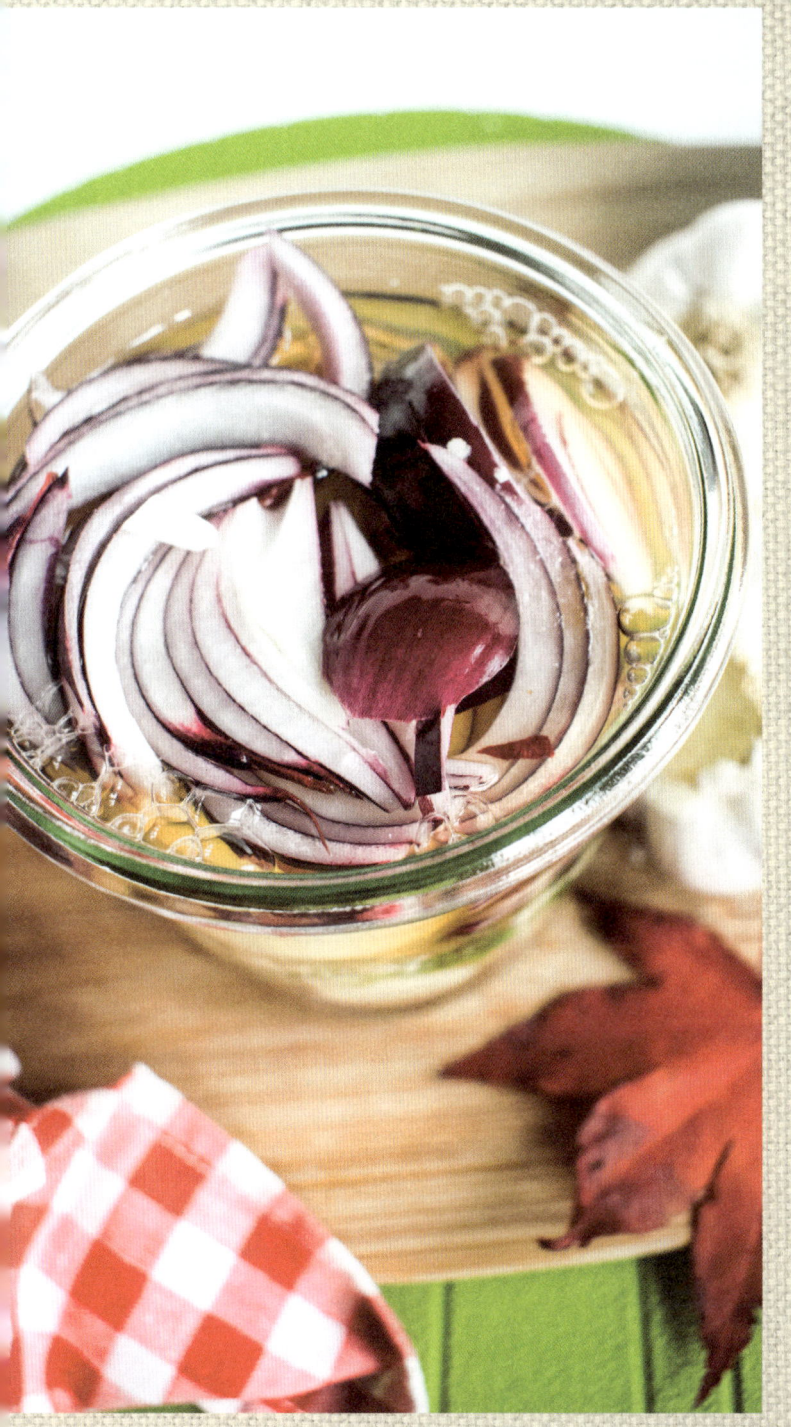

Alle Zutaten werden kleingeschnitten, damit die Inhaltsstoffe austreten können. Nun alles in das Glas füllen und bis zum Glasrand mit dem unpasteurisierten Apfelessig auffüllen. Das Glas gut verschließen und 4 Wochen dunkel und kühl ausziehen lassen.

Am einfachsten ist der Kräuteressig im Salat zu verwenden. Wenn Sie ein erstes Kratzen im Hals spüren, können die Wirkstoffe aus dem Essig die Ausbreitung der Viren und Bakterien aufhalten. Dafür den Essig löffelweise einnehmen oder 1 EL in 100 ml Wasser geben. Aber achten Sie auch auf Ihren Magen – für manche ist der Essig zu scharf, dann einfach mit mehr Wasser verdünnen.

Wenn Sie Ihren Körper für die Erkältungszeit fit machen möchten, können Sie diesen Immunbooster-Essig auch 3 Wochen lang kurmäßig täglich anwenden. Dafür mischen Sie 1 EL Essig in 100 ml lauwarmes Wasser und trinken dieses in der Früh auf nüchternen Magen. Dadurch wird auch Ihr Stoffwechsel angekurbelt. Nach den 3 Wochen braucht der Körper aber eine Pause davon.

Sie können aus dem Immunbooster-Essig auch ein Oxymel, also einen Sauerhonig herstellen.

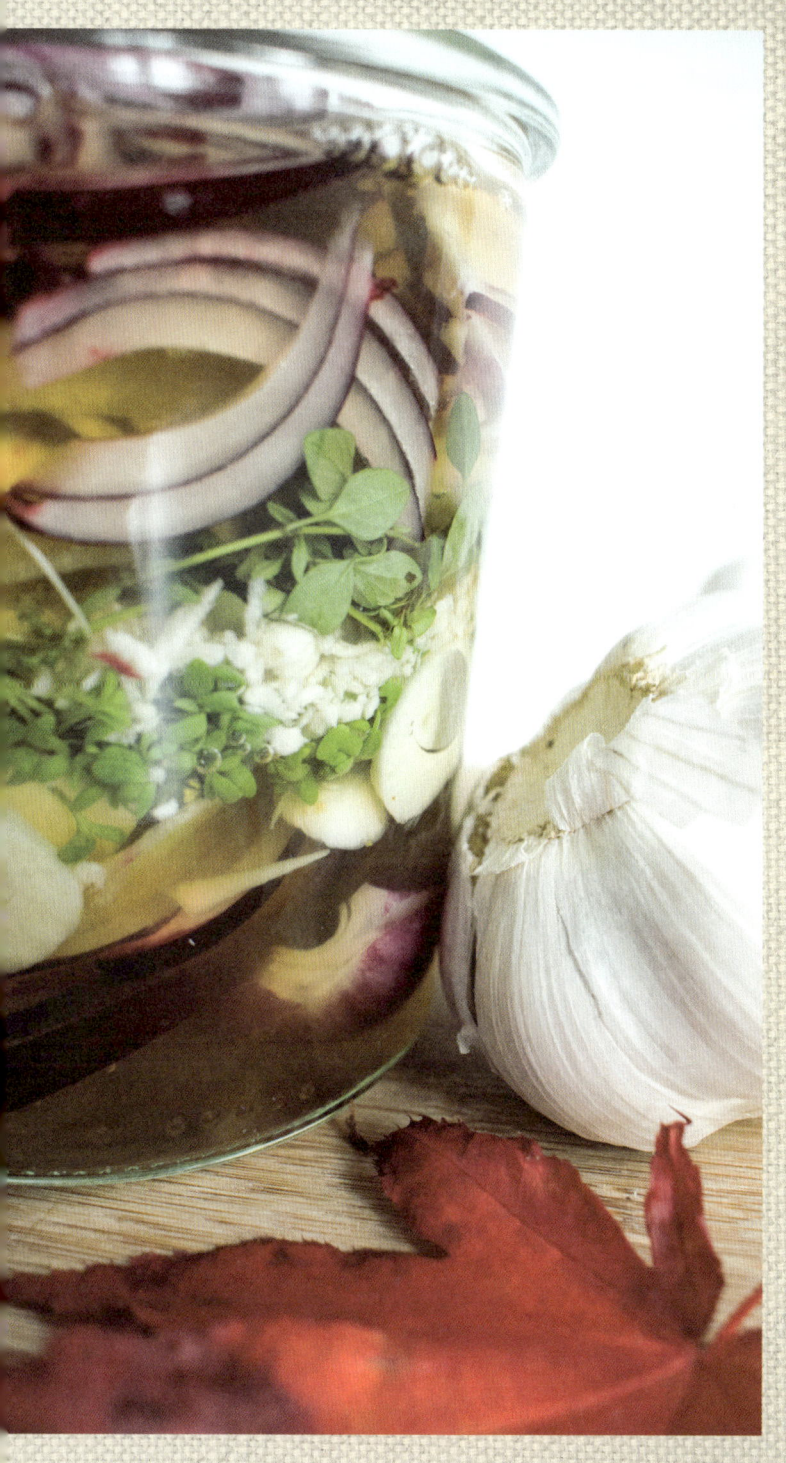

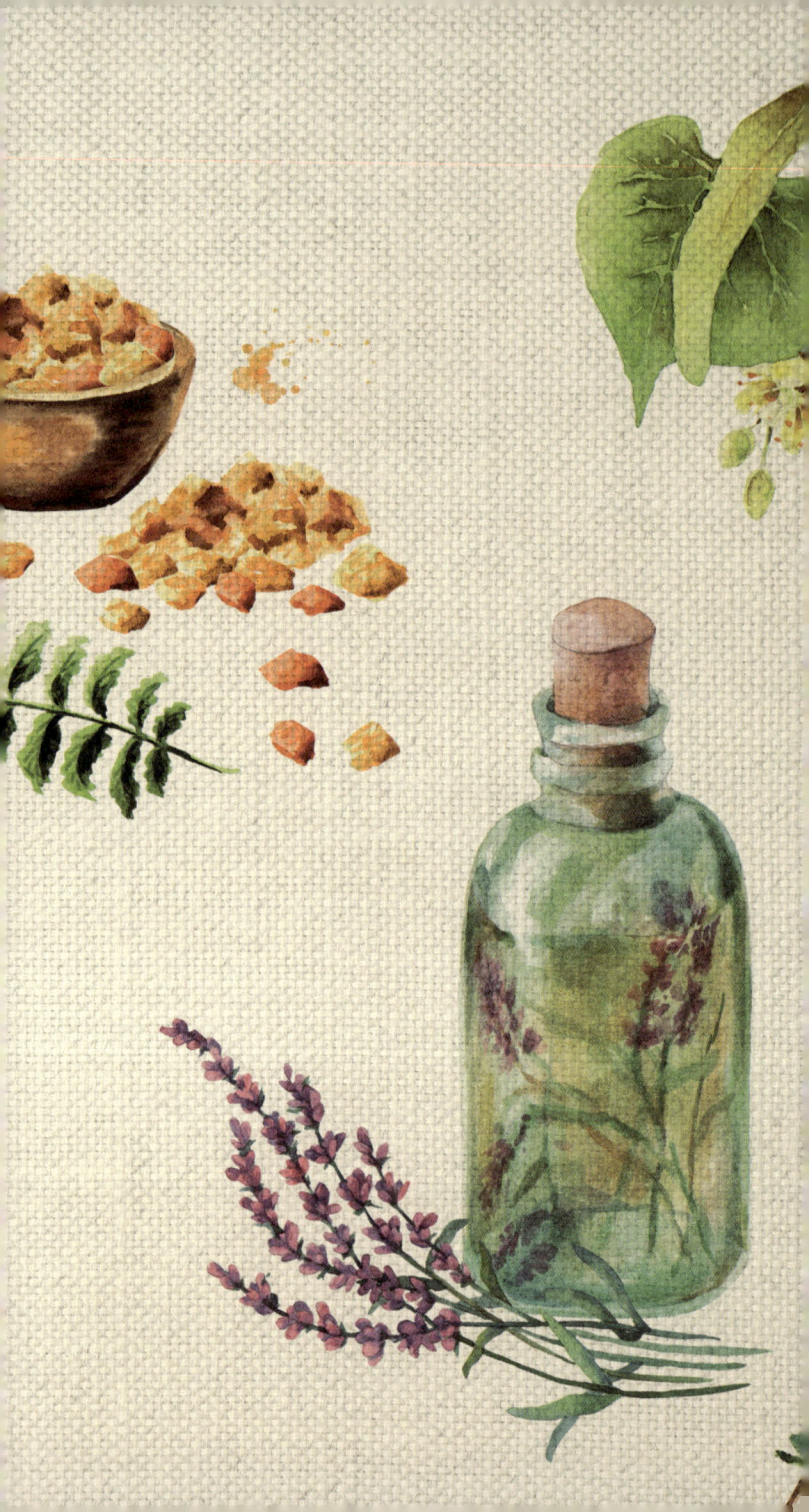

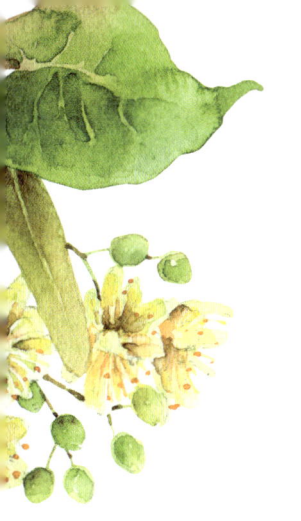
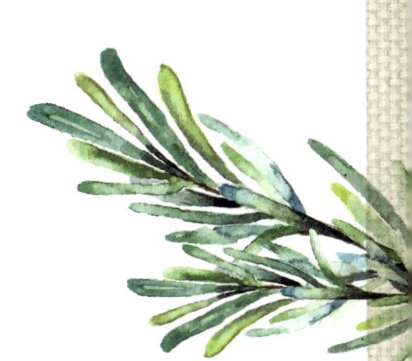

ÄUSSERE ANWENDUNGEN

FÜR EIN GESTÄRKTES IMMUNSYSTEM

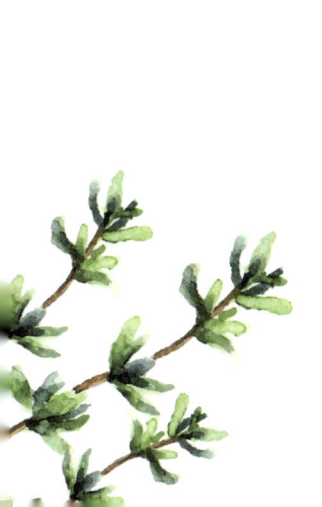
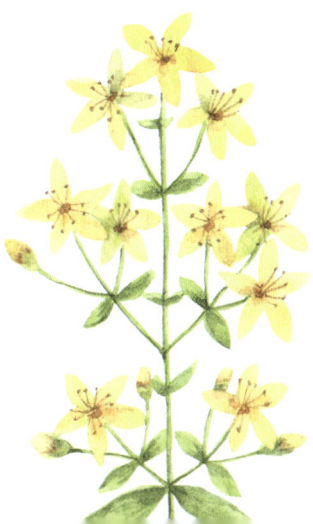

Mit der Natur zur Ruhe kommen

Um unser Immunsystem von innen heraus zu stärken, haben wir nun bereits einiges mit der Hilfe von Kräutern und Heilpflanzen unternommen. Aber auch äußere Anwendungen wie das Räuchern mit Kräutern und Harzen, Behandlungen mit ätherischen Ölen oder auch Wasseranwendungen wie das Kneippen können uns dabei helfen, das Immunsystem zu stärken und Viren und Bakterien aus unseren Räumen zu eliminieren. Dazu möchte ich Ihnen in diesem Kapitel einige Tipps geben.

Ich möchte Ihnen aber auch in Erinnerung rufen, dass alleine ein Spaziergang draußen in der Natur ein wahrer Immunstärker ist. Lassen Sie uns doch gemeinsam kurz in den Wald eintauchen. Ein Ort, der rund um die Uhr kostenlos für uns zur Verfügung steht und der Ihnen ein guter Partner bei der Stärkung des Immunsystems ist.

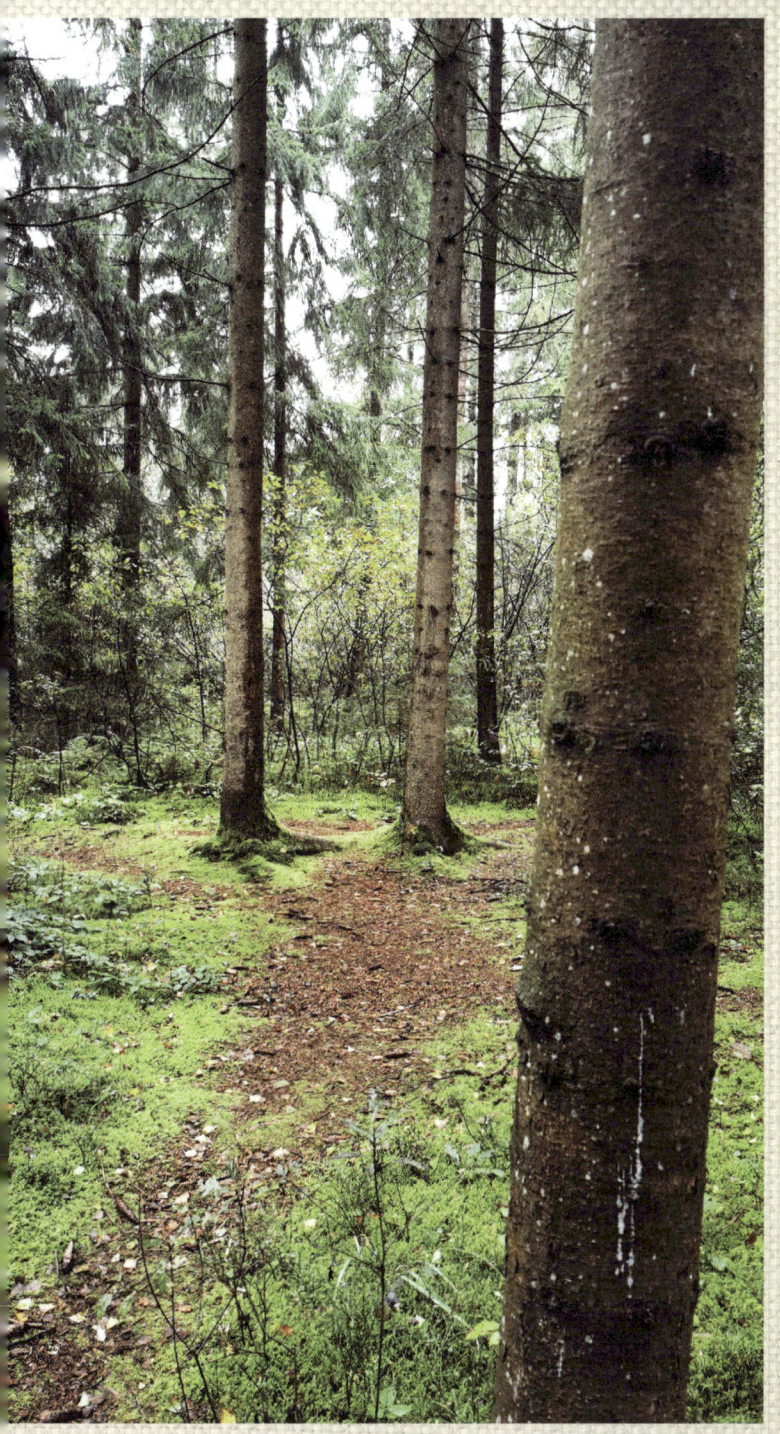

Stress ist der Killer für unser Immunsystem. Die seelische Verfassung eines Menschen wirkt sich unmittelbar auf die Stärke des Immunsystems aus. Gerade der Dauerstress, unter dem viele von uns leiden, ist dabei das große Problem. Wir wissen bereits aus einigen Studien, dass anhaltender Stress die Ursache für viele Krankheiten ist, nicht nur für psychische, sondern vor allem auch für physische Krankheiten. Alltagsstress, zu hohe Anforderungen im Beruf, Probleme in der Familie und veränderte Lebenssituationen – es gibt so viele Faktoren, die Stress auf uns ausüben. Hält dieser Zustand länger an, sinkt die Immunabwehr und Angreifer von außen wie Viren und Bakterien haben damit ein leichteres Spiel. Gerade die bekannten Stresshormone Adrenalin und Cortisol sind hier die Hauptakteure. Ein Waldbesuch kann die Stresshormone zum Sinken bringen. Es wurde bereits erforscht, dass diese Stresshormone nach zwei Tagen im Wald bei einem Mann um 50 %, bei einer Frau sogar um 75 % sinken. Und das hält auch für einige Tage an! Wichtig dabei ist eine gewisse Regelmäßigkeit. Testen Sie es gerne gleich selber aus. Gehen Sie in den Wald, atmen Sie die Waldluft, die Terpene ein, verweilen Sie dort und lassen Sie Ihren Gedanken freien Lauf. Beobachten Sie, was um Sie herum im Wald passiert. Was bewegt sich am Boden, wie hoch wachsen die Bäume und welche Geräusche können Sie hören? Sie werden bereits nach wenigen Augenblicken merken, wie sich Ihr Herzschlag beruhigt, wie sich Ihre Atmung verlangsamt, wie Sie ein Gefühl der Sicherheit und Ruhe bekommen. Das ist das Wunder Wald!

Bereits am Anfang dieses Buches habe ich Ihnen kurz unsere natürlichen Killerzellen (NK-Zellen) vorgestellt. Genau diese werden bei einem Besuch im Wald aktiver. Der Wald strömt Terpene aus. Diese sind ein Hauptbestandteil ätherischer Öle und kommen hauptsächlich in Nadelbäumen vor, aber auch in Sträuchern, Moosen etc. Das ergibt einen Gesundheitsmix, der eine höhere Zahl und Aktivität unserer natürlichen Killerzellen auslöst. Dafür müssen Sie nicht mal besondere Übungen machen. Sie müssen einfach nur das tun, was Sie immer machen: atmen. Ganz von alleine, ganz automatisch.

Zusammengefasst bedeutet das, dass Sie bei einem Besuch im Wald Stress senken und gleichzeitig durchs Atmen Ihre Killerzellen, die Angreifer auf das Immunsystem abwehren, vermehren und stärken. Klingt das nicht fast zu schön, um wahr zu sein? Tja, das Gute liegt wirklich so nah. Wir müssen nur wieder lernen, es wertzuschätzen.

– KALTES WASSER FÜR UNSER IMMUNSYSTEM –

Stellen Sie sich vor, Sie sind in der Natur unterwegs, finden einen Bach oder sind an einem See und nutzen das Wasser für Ihr Immunsystem. Ich spreche hier von der alten, aber immer noch sehr beliebten gesundheitlichen Anwendung des Kneippens. Gerade bei uns in Österreich finden sich bereits an vielen beliebten Spazierwegen Kneippbecken. Nicht nur an heißen Sommertagen ein erfrischendes Erlebnis.

Kneippen hat eine lange Tradition und wird auch als Gesundheitsmaßnahme in vielen Kurzentren oder Rehakliniken angeboten. Aber gerade auch zu Hause, im Privaten eignet sich die Wasseranwendung, um das Immunsystem zu stärken.

Der Kalt-Warm-Reiz der Wassertherapie regt das Immunsystem an, stabilisiert den Kreislauf und aktiviert den Stoffwechsel. Und wieder geht es um körpereigene Abwehrzellen, die dabei aktiver werden. Durch das Kneippen sorgen wir für eine bessere Durchblutung, unter anderem wird unsere Schleimhautdurchblutung angeregt. Es strömt mehr Blut durch und damit stehen mehr Abwehrzellen bereit. Da viele Viren und Bakterien ihren Weg in unseren Körper über den Nasen-Rachen-Raum suchen, kann man durch die Wasseranwendungen etwas Zusätzliches unternehmen, um es den Eindringlingen gerade dort nicht zu leicht zu machen.

Was aber bei der Kneipp-Therapie zu beachten ist: Regelmäßigkeit ist von Vorteil. Und es sollte richtig gemacht werden. Die Anwendung sollte mit einem zuerst warmen Körper gestartet werden, das Wasser sollte so kalt wie möglich und nur so warm wie nötig sein.

Gerade bei den verschiedenen Wasseranwendungen sollten Menschen mit gesundheitlichen Problemen (etwa Venenleiden) aufpassen. Aber ich empfehle definitiv, sich bei Interesse ein wenig mehr mit dem Thema Kneippen zu beschäftigen. Es gibt so viele unterschiedliche Anwendungen, die für viele Leiden Besserung versprechen. Auch bei meiner »Wiese, Wasser, Wald & Wunder«-Wanderung, die ich rund um den Hintersee in Salzburg durchführe, merke ich das immer wieder. Dort bringe ich den Menschen zunächst Wildkräuter näher, dann tauchen wir in den Wald ein und zum Schluss geht es ins

Kneippbecken zum Wassertreten. Diese ganzheitlich gesunde Wanderung entspannt alle Teilnehmer, sie gehen zufrieden und entspannt, aber durch das Wasser vor allem auch erfrischt nach Hause. Gerade dafür lohnt sich der Gang ins eiskalte Wasser. Denn alles, was uns glücklich und entspannter macht, stärkt unser Immunsystem.

– BARFUSS DURCHS GRAS –

Die wohl einfachste Möglichkeit, unser Immunsystem anzukurbeln, besteht darin, sich barfuß durch eine feuchte Wiese zu bewegen. Das ist wie die kleine Kneipp-Kur am frühen Morgen, die uns einen Frischekick gibt, Energie weckt und durch den Warm-Kalt-Warm-Reiz unser Immunsystem stärkt.

Dafür einfach in den Morgenstunden, wenn der Tau noch auf den Grashalmen sitzt, rausgehen, die warmen Füße von den Socken befreien und für ein paar Minuten barfuß bewusst durch die Wiese gehen. Schritt für Schritt. Langsam. Geben Sie sich dem Gefühl der feuchten Tropfen hin, die Sie auf Ihren Fußsohlen spüren, nehmen Sie das Kitzeln der Grashalme an den Füßen wahr, die Energie, die langsam in Ihrem Körper hochsteigt und die Sie frisch und munter macht. Danach die feuchten Füße zuerst mit den Händen leicht abtrocknen, indem Sie das Wasser abstreifen, und anschließend unbedingt wieder zurück in die warmen Socken. Sie werden dieses belebende Gefühl danach auch noch mit zum Frühstückstisch nehmen.

Die duftende Kraft

der ätherischen Öle

Ätherische Öle sind vielen Menschen von Duftlampen bekannt. Aber bitte passen Sie beim Einsatz dieser Öle auf, denn kaum etwas, das aus der Natur gewonnen wird, wird so falsch angewendet. Ätherische Öle haben die höchste aus Pflanzeninhaltsstoffen gewonnene Dosis. Nur damit Sie es sich bildlich vorstellen können: Man benötigt in etwa 5.000 Kilogramm Rosenblätter für einen Liter ätherisches Rosenöl. Können Sie sich vorstellen, welche Stärke da bereits in einem einzigen Tropfen steckt? Vor allem unsere Nase kann die Inhaltsstoffe gut aufnehmen. Aber man gewöhnt sich an den Duft und dann wird zum Beispiel bei der Duftlampe viel zu viel nachgetropft. Ein fataler Fehler, der sogar sehr schädlich sein kann. Gerade Kinder und Haustiere leiden oft darunter. Wichtig ist vor allem, nur 100 % naturreine ätherische Bio-Öle zu verwenden. Diese sind zwar ein wenig hochpreisiger, aber wir wollen ja etwas Gutes für unsere Gesundheit tun und dafür reichen schon wenige Tropfen der wertvollen Öle. Duftmischungen können zum einen antiviral und zum anderen auch stresslindernd wirken, was wieder unserem Immunsystem zugutekommt.

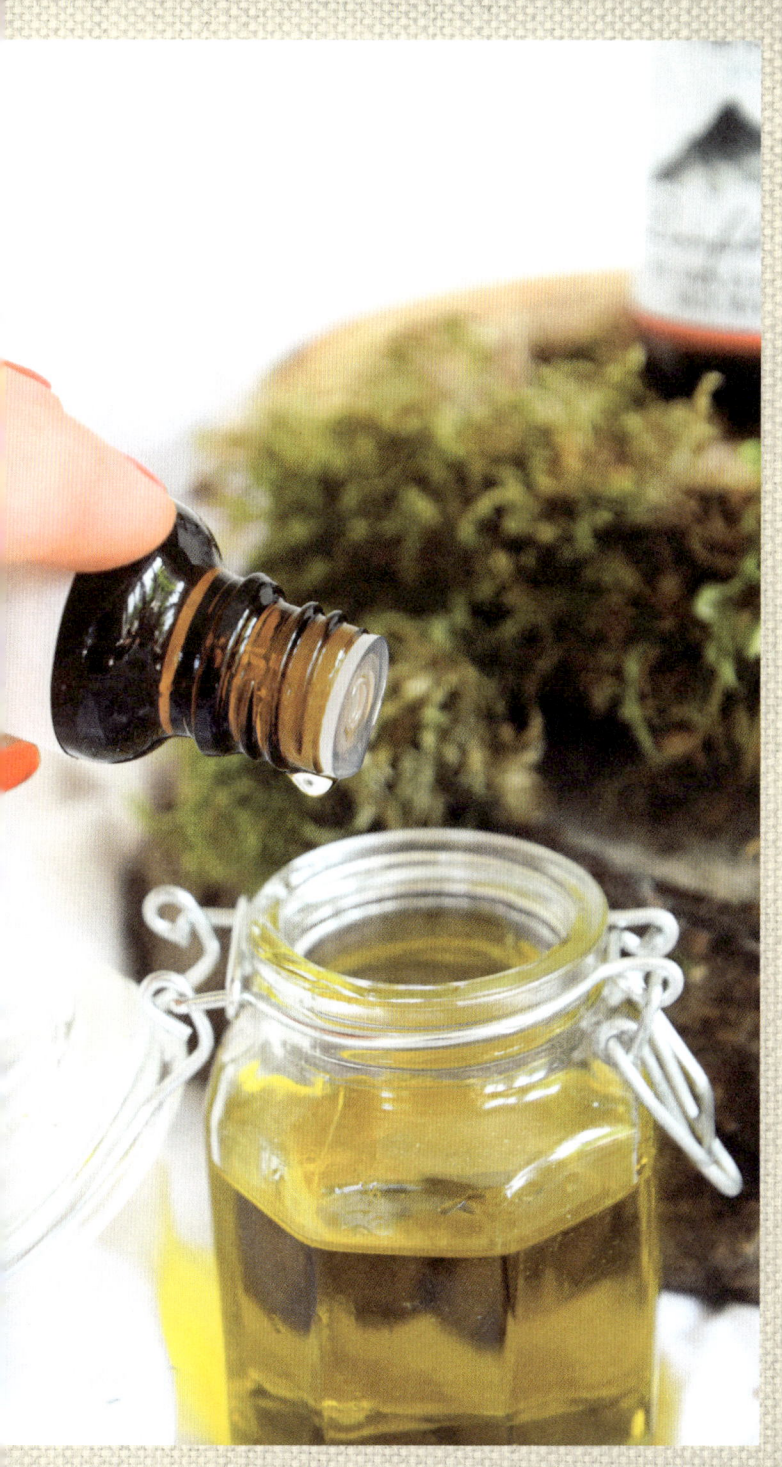

DESINFEKTIONSSPRAY
MIT ÄTHERISCHEN ÖLEN

—

Zutaten:
· 50 ml 70%igen Alkohol
· 100 ml abgekochtes und erkaltetes Wasser
· 10 ml Jojobaöl
· 10 Tropfen ätherisches Eukalyptusöl
· 10 Tropfen ätherisches Teebaumöl
· 5 Tropfen ätherisches Thymianöl
· 5 Tropfen ätherisches Lavendelöl

Der Alkohol und das Wasser werden in eine dunkle Sprühflasche (circa 200 ml) gefüllt. Danach kommen das Jojobaöl und die ätherischen Öle hinzu. Vor dem Gebrauch muss die Flasche immer gut geschüttelt werden, damit sich die Inhaltsstoffe des Desinfektionssprays gut miteinander vermischen. Durch das beigemengte Jojobaöl wird gleichzeitig auch die Haut an den Händen gepflegt.

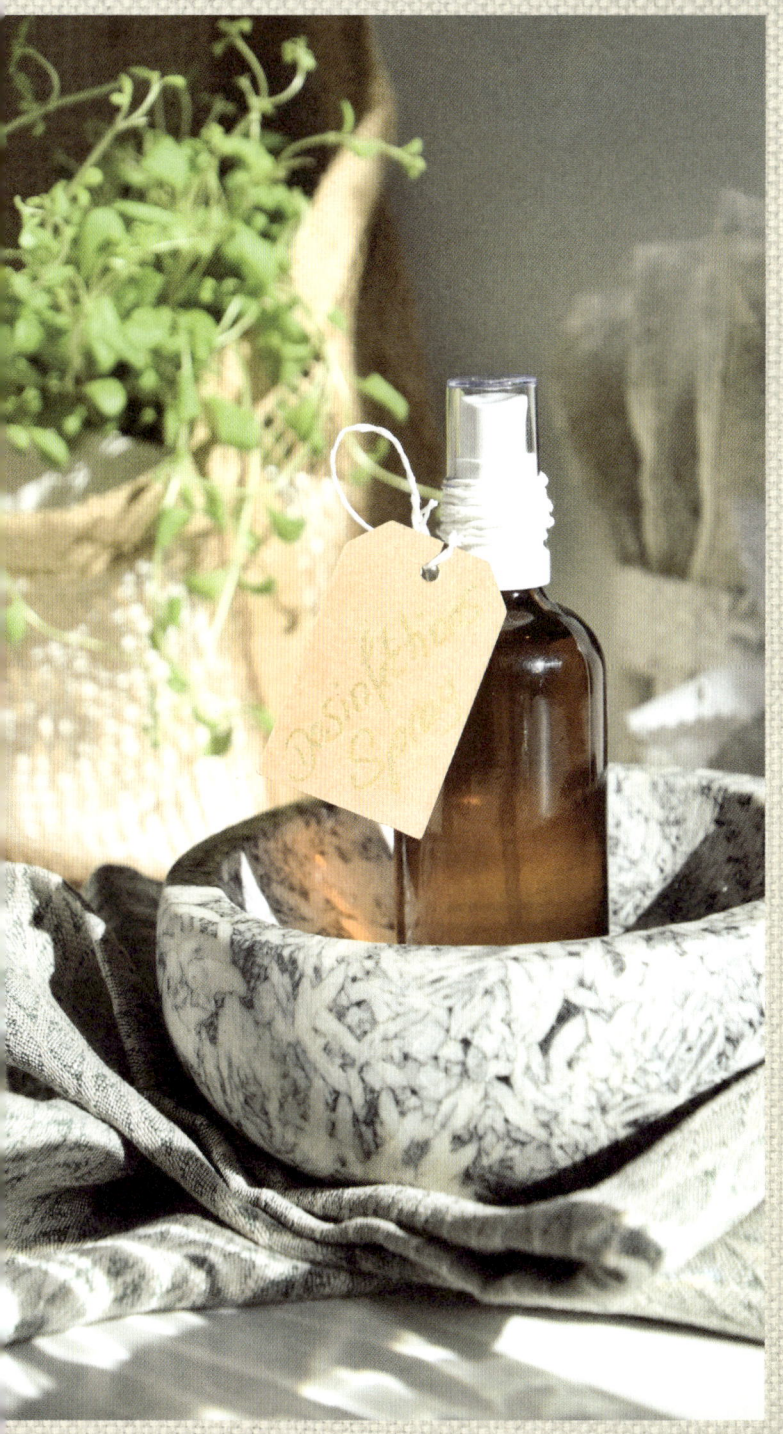

ANTIVIRALE ÖLMISCHUNG BEI ERKÄLTUNGEN IM DIFFUSER

—

Zutaten:
· *4 Tropfen ätherisches Zitronenöl*
· *4 Tropfen ätherisches Latschenkiefernöl*

Die ätherischen Öle werden in den Diffuser getropft. Dieser sollte dann 15 bis 20 Minuten den Raum beduften. Ob zur Vorbeugung in der Erkältungszeit oder um Keime in der Luft zu verringern, die Diffuser-Mischung mit ätherischen Ölen sorgt in jedem Fall für einen herrlichen Duft. Aber die ätherischen Öle sollten nicht überdosiert und die Räume auch immer wieder mit frischer Luft durchgelüftet werden.

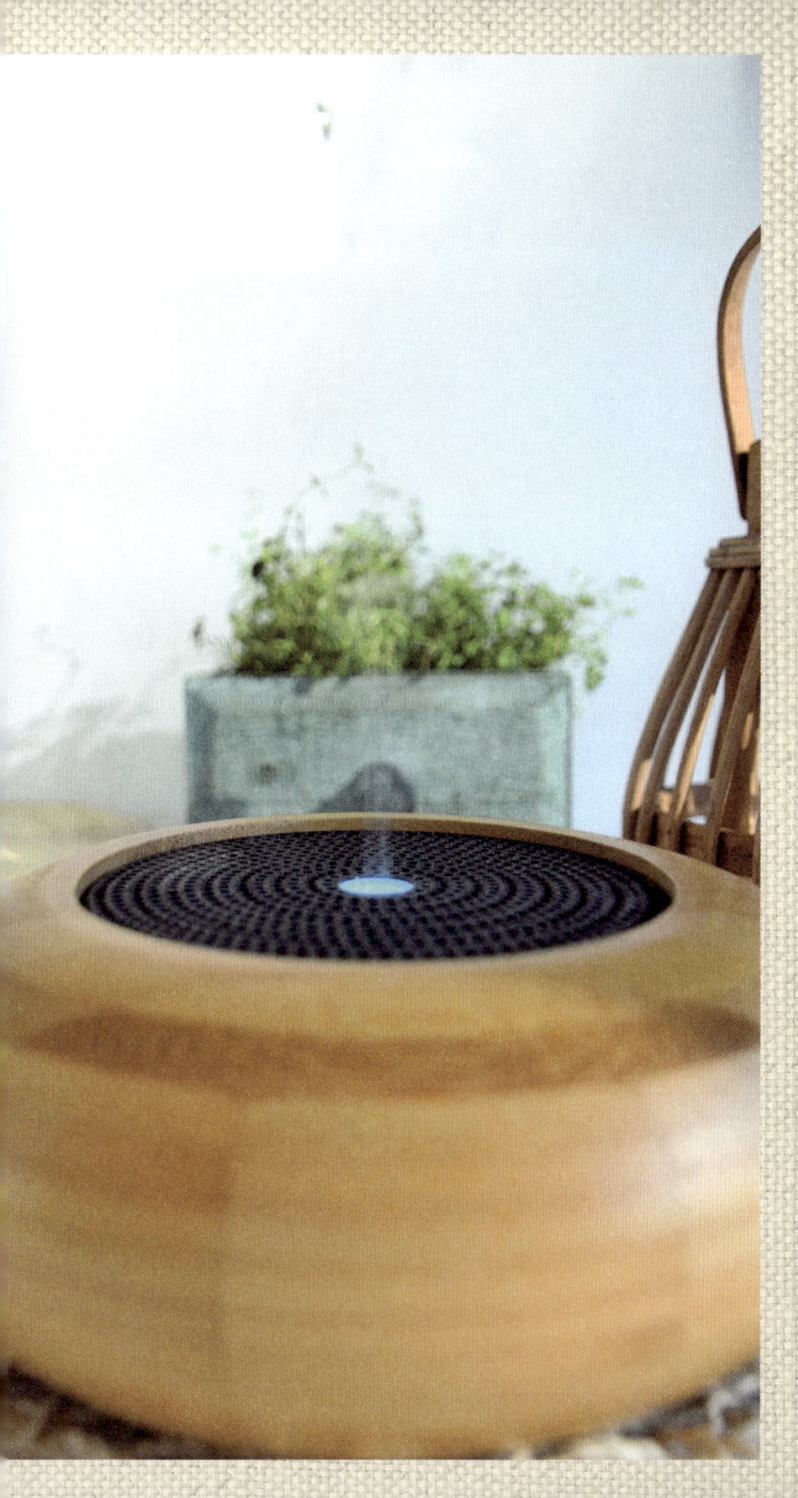

ANTI-STRESS-MASSAGEÖL
FÜRS BAUCHGEFÜHL
—

Zutaten:
· 5 EL fettes Pflanzenöl wie Mandelöl oder Olivenöl
· 2 Tropfen ätherisches Palmarosaöl
· 3 Tropfen ätherisches Neroliöl

Die ätherischen Öle werden in einem Glasgefäß mit dem Pflanzenöl vermischt. Vor dem Einsatz sollte das Massageöl gut geschüttelt werden.

Da der Stress des Alltags auch unser Immunsystem zusätzlich schwächen kann, empfiehlt sich dieses Anti-Stress-Massageöl. 1 bis 2 TL des Öls werden im Uhrzeigersinn langsam auf dem Bauch einmassiert. Achten Sie darauf, dass die Hände vorher schön warm sind. Das beruhigt und entspannt.

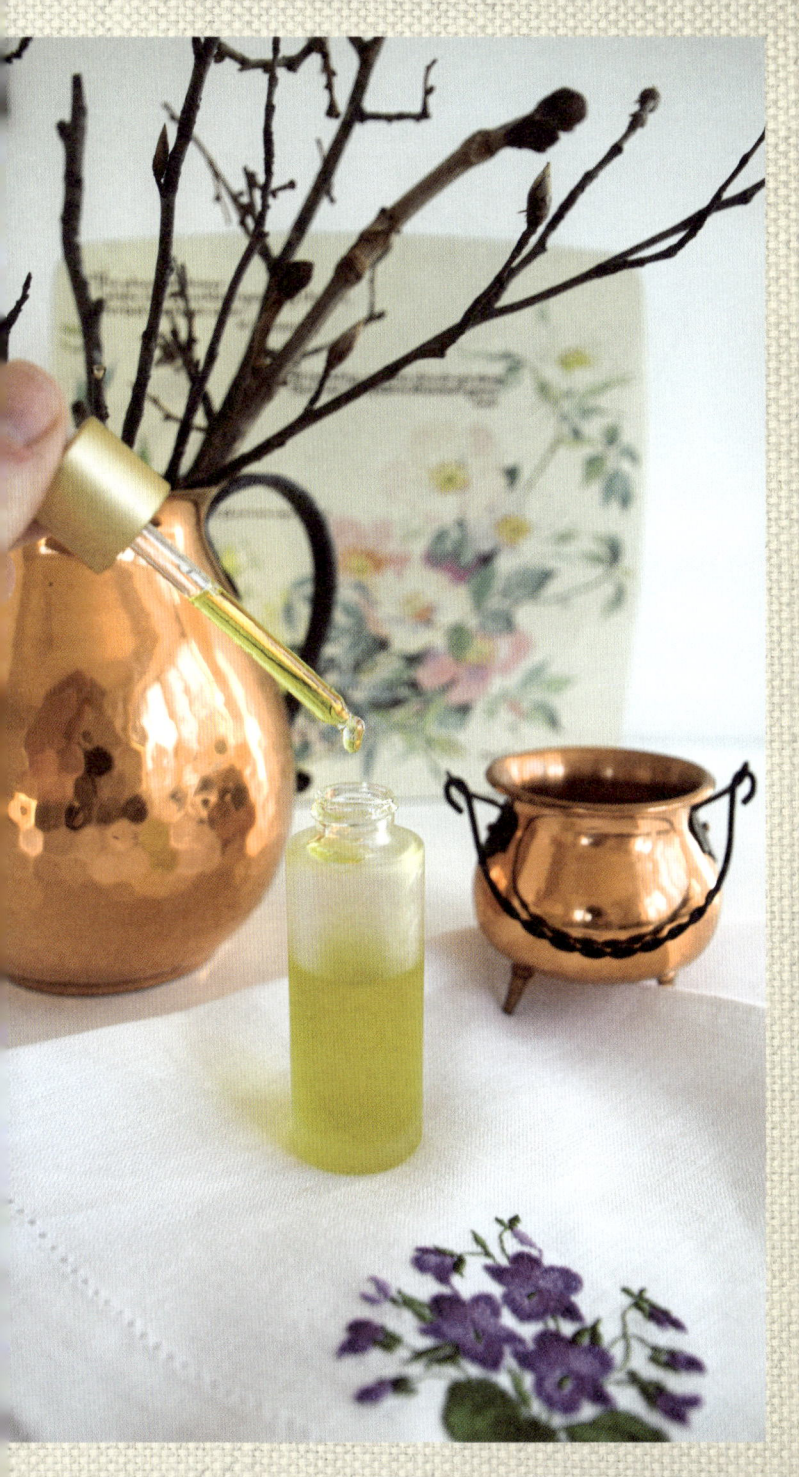

Räuchern mit Kräutern und Harzen
für unsere Gesundheit

Räuchern erlebt gerade eine Renaissance – aber leider nur zur Weihnachtszeit. Das möchte ich hiermit ändern.

Räuchern mit Kräutern und Harzen ist die älteste Naturheilanwendung, die wir kennen. Schon immer hat man auf die Kraft des Rauches gesetzt, wenn es um die Gesundheit, aber auch um das seelische Wohl ging. Wie schon bei den ätherischen Ölen beschrieben, kann auch das Räuchern Viren und Bakterien aus der Luft eliminieren und mit bestimmten Räuchermischungen können wir aktiv etwas gegen den Stress im Alltag unternehmen, der unser Immunsystem schwächt.

Keimtötend, desinfizierend, reinigend: Gerade unsere Waldharze wie die von Fichte, Lärche oder Kiefer besitzen neben dem wohligen Räuchergeruch auch die Fähigkeit, Krankheitskeime aus der Luft zu vertreiben. Auch der altbekannte Weihrauch wirkt zuverlässig. Lassen Sie sich von meinen Räuchermischungen inspirieren und nutzen Sie auch abseits der Raunächte die Kraft des Rauches.

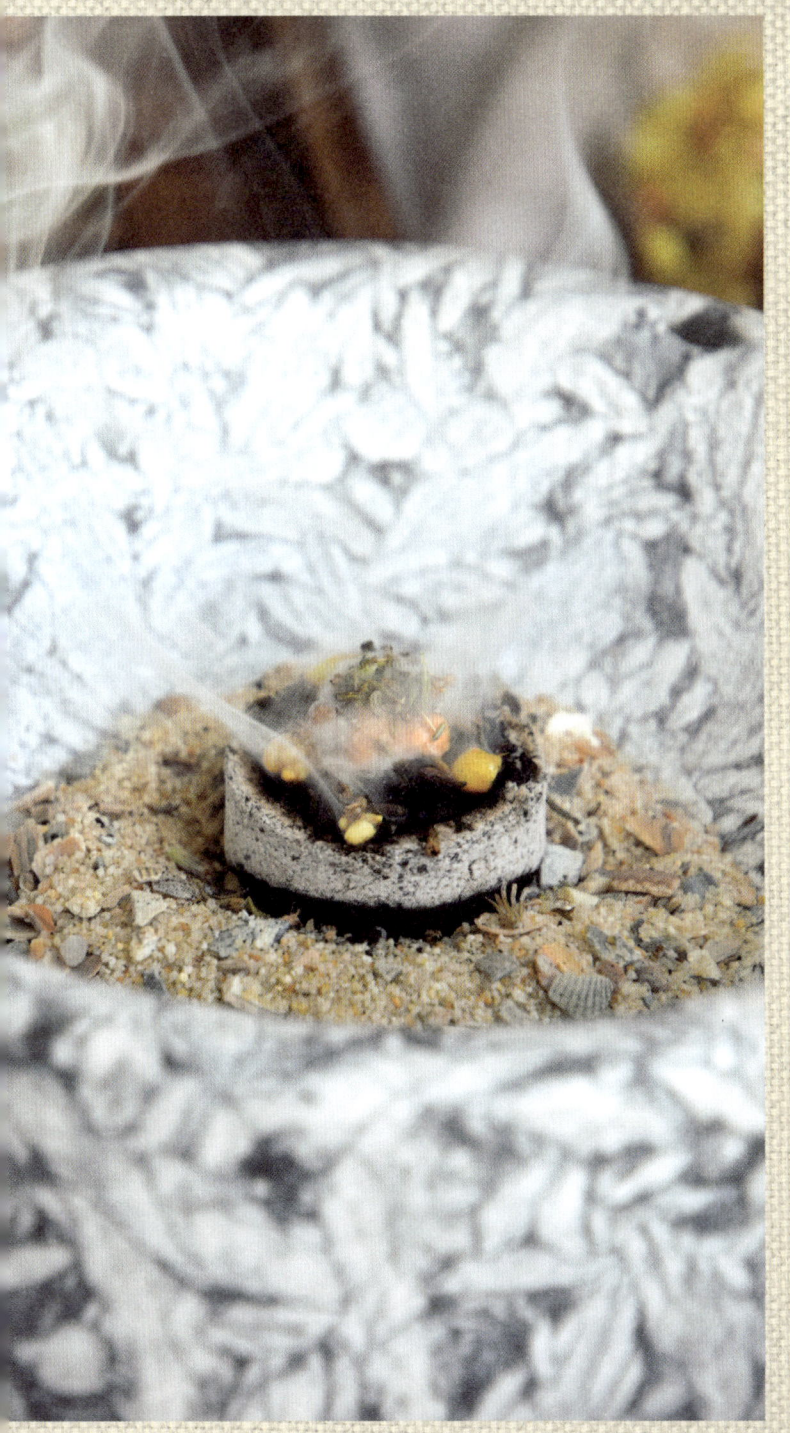

SANFTE RÄUCHERUNG
MIT DEM STÖVCHEN

—

Zutaten:
· 2 EL getrocknete Holunderblüten
· 2 EL getrockneter Thymian
· 1 EL getrocknete Wacholderbeeren
· 1 EL Wacholderholz oder
1 EL getrocknete Wacholdernadeln
· 1 EL zerkleinertes Fichtenharz

Alle Zutaten werden zerkleinert, miteinander vermischt und in einem Glasgefäß aufbewahrt.

Durch das Teelicht im Stövchen und die Räuchermischung auf dem Sieb wird nur ein leichter Rauch im Raum verströmt. Für eine Anwendung werden 1 bis 2 TL der Räuchermischung auf dem Sieb verteilt und das Teelicht angezündet. Die Räucherung sollte nicht länger als 20 Minuten dauern. Danach den Raum lüften.

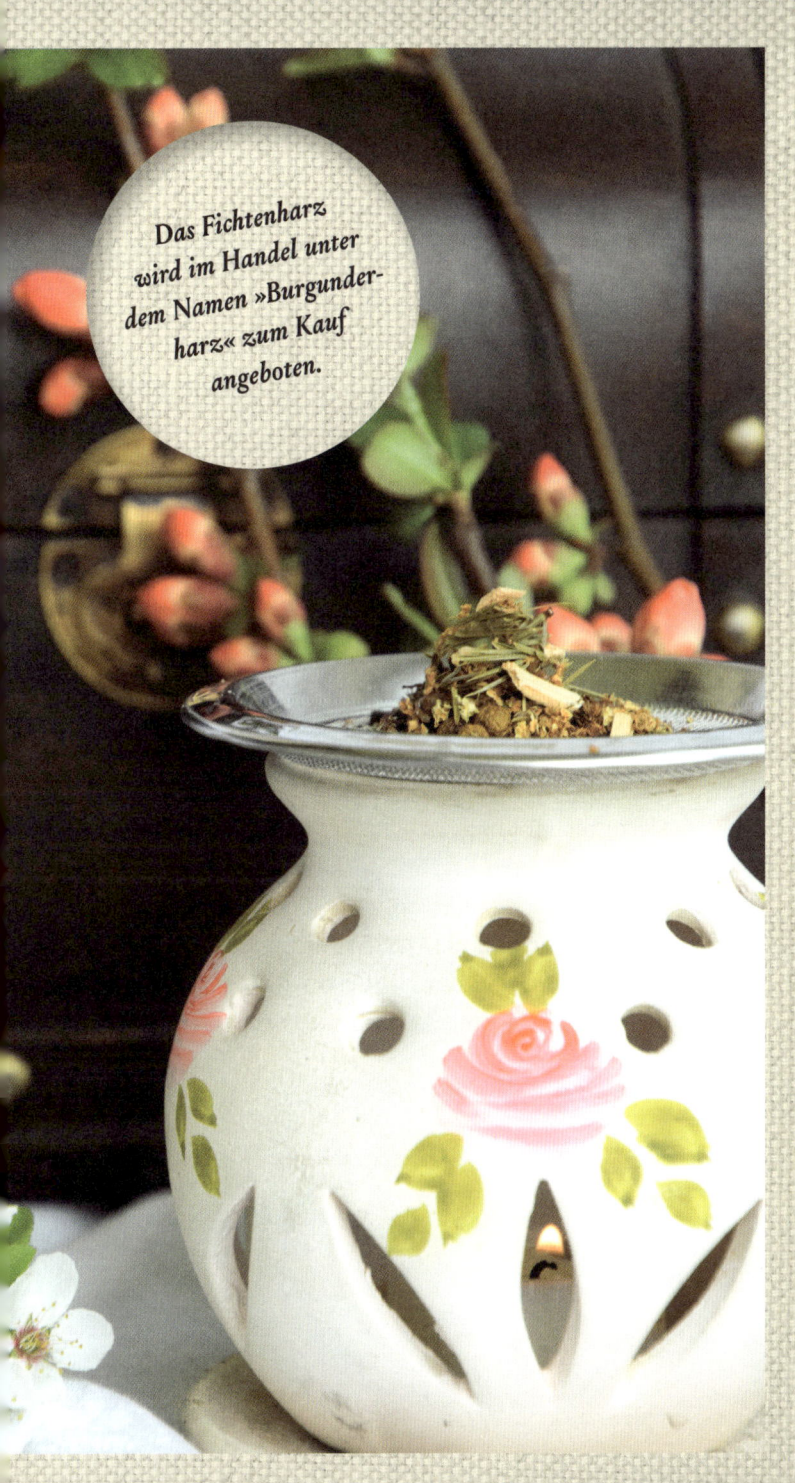

Das Fichtenharz wird im Handel unter dem Namen »Burgunderharz« zum Kauf angeboten.

ERKÄLTUNGSMISCHUNG MIT KRÄUTERN UND HARZEN

—

Zutaten:
· 2 EL Weihrauch
· 2 EL Fichtenharz
· 3 EL getrockneter Thymian
· 2 EL getrocknetes Mädesüß
· 2 EL getrocknete Meisterwurzwurzel

Es empfiehlt sich hier, das Harz getrennt von den Kräutern, die man miteinander vermischen kann, aufzubewahren.

Beim Räuchern mit Kohle wird das Räuchergut auf der Kohle verteilt. Wichtig ist aber, dass immer zuerst die Harze auf der Kohle verteilt werden und erst darauf dann die getrockneten Kräuter, da diese sonst zu schnell verbrennen und es keine optimale Rauchentwicklung gibt. Deswegen sollten die Harze nicht gleich mit den Kräutern vermischt werden. Mit einer Räucherpfanne wird dann der gewünschte Raum oder der ganze Wohnbereich ausgeräuchert.

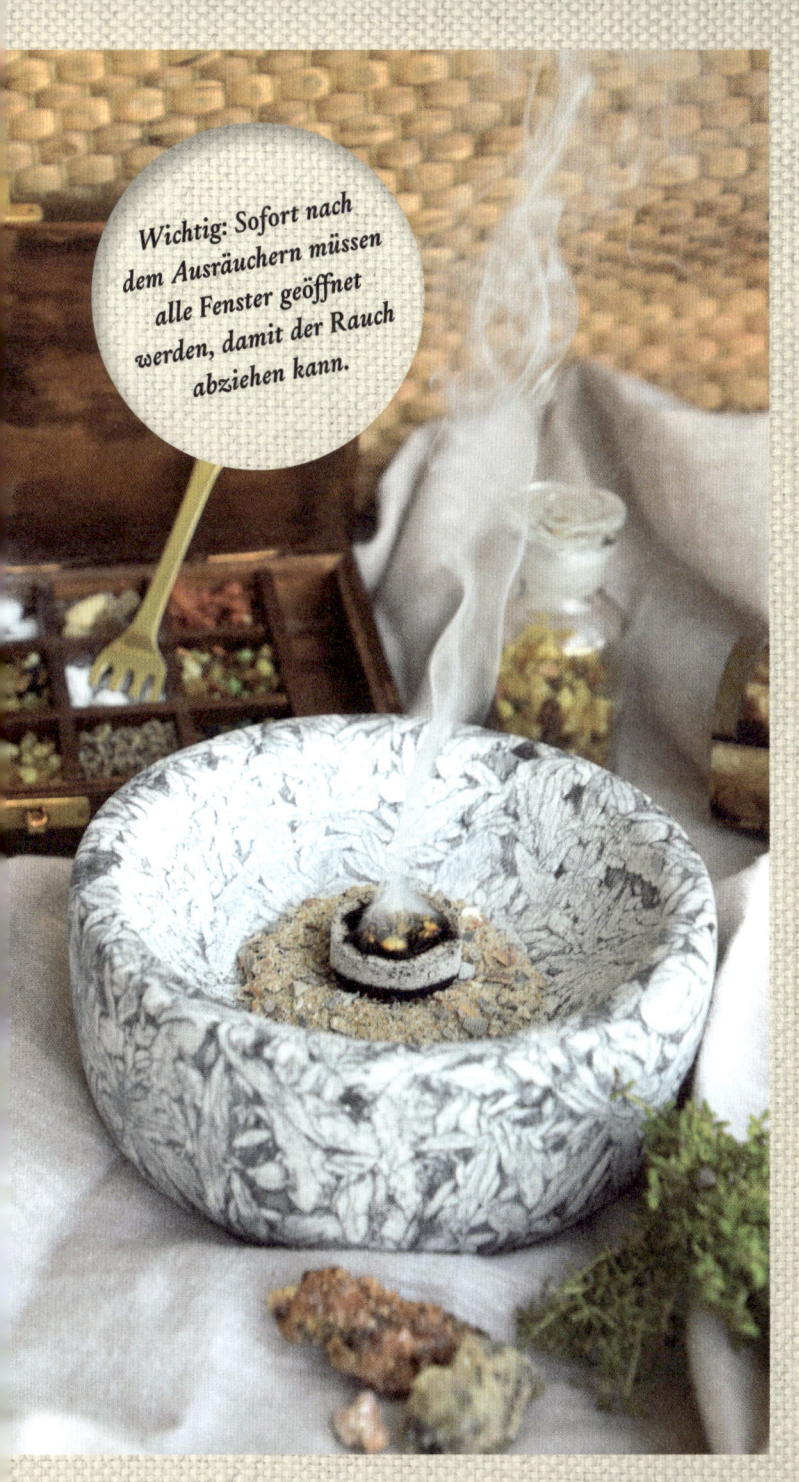

Wichtig: Sofort nach dem Ausräuchern müssen alle Fenster geöffnet werden, damit der Rauch abziehen kann.

WOHLFÜHL-
RÄUCHERMISCHUNG

—

Zutaten:
· *2 EL Styrax*
· *4 EL Johanniskraut*
· *4 EL getrocknete Lindenblüten*
· *2 EL getrocknete Melissenblätter*
· *2 EL Alantwurzel*
· *1 EL getrocknete Zitronenschale*

Alle Zutaten werden zerkleinert, miteinander vermischt und in einem Glasgefäß aufbewahrt.

Für diese Räuchermischung empfiehlt sich das Stövchen. Immer dann, wenn man sich überfordert fühlt oder einen der Stress fest im Griff hat, sorgt diese Räuchermischung dafür, dass man eine kleine Auszeit bekommt und den Tag anschließend mit einem Lächeln fortsetzen kann.

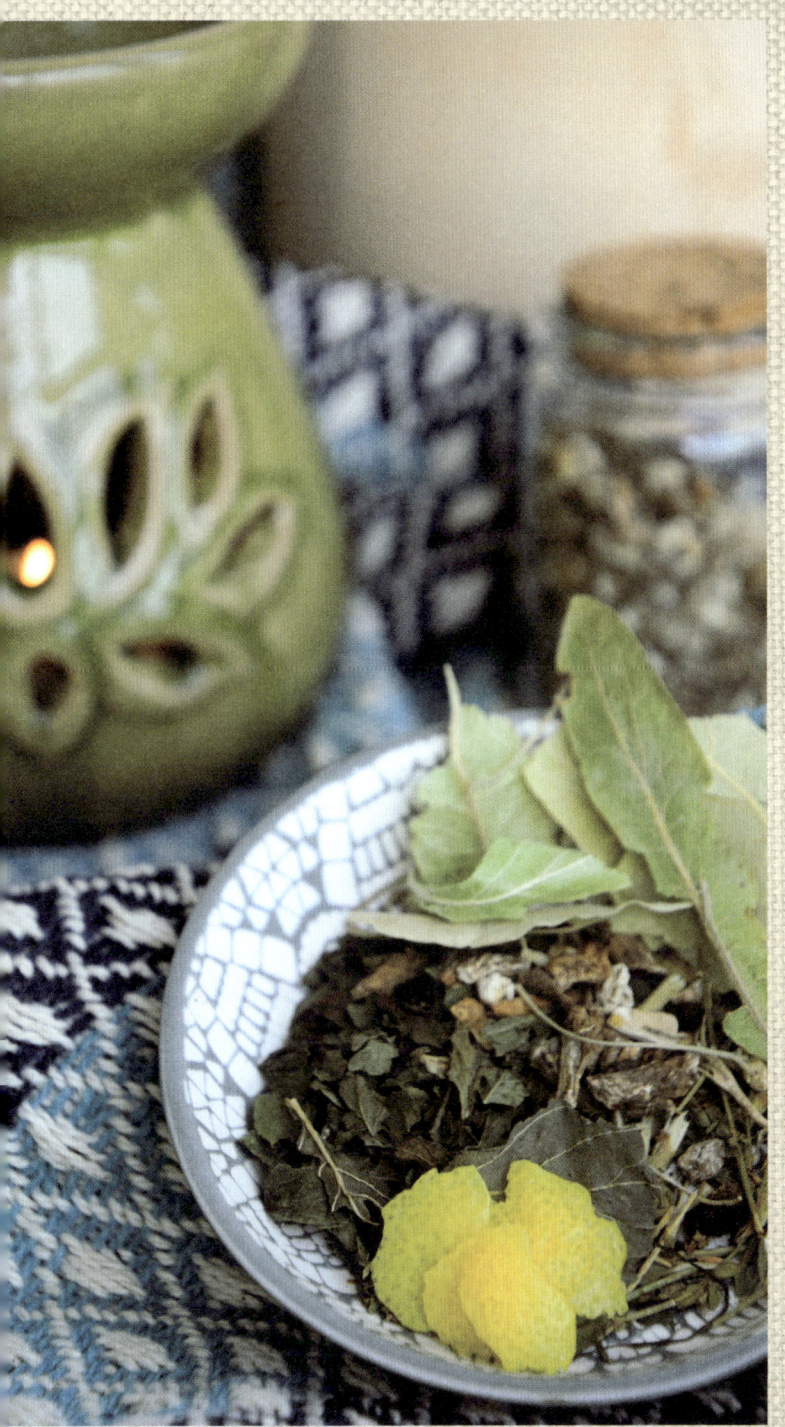

Schlusswort

Natürlich gibt es keine Garantie dafür, dass wir von allen Viren und Bakterien befreit bleiben. Aber indem wir unser Immunsystem stärken, können wir aktiv etwas dafür tun, keine leichte Angriffsfläche zu bieten.

Ich hoffe, ich konnte Ihnen anschaulich erklären, wie vielfältig die Möglichkeiten sind, unsere Abwehrkräfte mit Anwendungen aus der Natur und der Kraft unserer Heilkräuter zu stärken. Schon allein ein Spaziergang bei jedem Wetter, auch wenn das manchmal richtig ungemütlich sein kann, ist schon ein großer Schritt in Richtung starkes Immunsystem. Aber es macht auch einfach Spaß, sich mit den Kräutern zu beschäftigen und in ihnen Freunde zu finden, die einem gegen krankmachende Viren und Bakterien zur Seite stehen. Probieren Sie meine Rezeptanregungen aus. Testen Sie, was Ihnen am besten gefällt. Wenn ich Ihnen mit meinem Buch kleine Anreize dafür liefern konnte, dann hüpft mein grünes Herz.

In diesem Sinne wünsche ich Ihnen eine gesunde Zukunft und nicht vergessen: Schon, wenn Sie ein paar (wilde) Kräuter in Ihr Leben einbauen, gehen Sie gestärkt in jede neue Erkältungssaison!

Ihre Karina Nouman

– DANK –

Ein starkes Immunsystem hängt auch mit Glück zusammen. Je zufriedener und glücklicher wir sind, desto gestärkter gehen wir durchs Leben. Dazu gehören auch Menschen an unserer Seite, die einem in jeder Lebenslage Freude, Liebe und Spaß schenken.

Deshalb möchte ich mich bei meinem Mann Tareq bedanken, der mit mir bei jedem Wetter die Natur erkundet, mir Inspirationen und Kreativität in allen Lebensbereichen liefert und mir immer Ruhe, Kraft und Mut schenkt. Du bist mein Herz!

Danke an meine Eltern Angelika und Vicky, die mit ihrer Liebe wie ein Fels hinter mir stehen und immer stolz sind, – egal, was mir gerade wieder einfällt –, an meine Cousins Reini und Andi, die ebenfalls eine wunderbare und starke Verbindung zur Natur pflegen, und natürlich an meine engsten Freunde, die immer motivierend an meiner Seite stehen.

Danke an meine Großtante Grete, die mit ihren über 90 Jahren mein großes Vorbild an Stärke und Gelassenheit ist und zu den herzlichsten Menschen zählt, die ich kenne.

Danke auch an die wunderbare Anna Friedl, mit der es immer wieder eine Freude ist, jedes neue Buch anzugehen.

Karina Nouman

– WIESE, WALD UND WUNDER –
MIT FRÄULEIN GRÜN

Sie haben es vielleicht beim Lesen dieses Büchleins schon erkannt – meine Leidenschaft und mein Leben sind Kräuter und Pflanzen. Vor allem die, die direkt vor unserer Haustüre wachsen. Mein Wunsch ist es, den Menschen mitzugeben, wie einfach und bereichernd es ist, die Natur in das eigene Leben zu bringen. Das mache ich als Autorin, bei Kräuter-Online-Kursen, aber auch im »echten Leben« bei zahlreichen Kräuterworkshops, Kräuterwanderungen, als Referentin und bei Vorträgen.

Auf meinem Blog www.fräuleingrün.at oder meiner Plattform »Radio Grün« gibt es ebenfalls alles zum Thema »Kräuter, Heilpflanzen und Natur«. Ich veröffentliche jede Woche ein Rezept mit Kräutern und Heilpflanzen, um Anregungen und Infos mitzugeben. Wenn Sie also noch mehr über die Pflanzen, ihre Heilwirkungen und Einsatzmöglichkeiten in unserem Leben wissen möchten, dann würde ich mich freuen, Sie dabei ein Stück zu begleiten.

Eine wunderbare Möglichkeit, in die Welt von Fräulein Grün einzutauchen, bietet außerdem die kostenlose Fräulein Grün-App für Android und iPhone.

- »Fräulein Grüns Kräuterwunder – Entspannt, geerdet und gesund mit der Kraft der Natur«
- »Fräulein Grüns Geschenke aus der Natur«
- »Fräulein Grüns Wohlfühlkräuter – Natürliche Wege zu mehr Gelassenheit, Energie und Ausgeglichenheit«
- »Fräulein Grüns Wohlfühlkräuter-Karten – 33 Karten für innere Stärke und Harmonie«
- »Fräulein Grüns Wilde Getränke aus der Natur«
- »Fräulein Grüns Kräuterjahr 2022« (Taschenkalender)

– AUSBILDUNGEN –

2016 – Ausbildung zur diplomierten Praktikerin der TEH (Traditionelle Europäische Heilkunde)

2017 – Aufbauausbildung – TEH-Naturapotheke

2018 – Aufbauseminar für Naturwanderungen – »Biophilia – Der Heilungscode der Natur« bei Clemens G. Arvay

2018 – Waldpädagogin i.A.

2019 – Grundausbildung zur diplomierten Bachblüten-Beraterin

2019 – Ausbildung Meisterkräutertherapie

2020 – Aromatherapie, Psycho-Aromapflege (ätherische Öle für die Seele)

2021 – Bachblüten-Beraterin

2017 – Garden & Home Blog Award: 1. Platz
»Bestes Rezept aus dem Garten«

Weiterführende Literatur

Arvay, Clemens G.: Der Biophilia-Effekt:
Heilung aus dem Wald. Wien: edition a 2015.

Bühring, Ursel: Praxis-Lehrbuch Heilpflanzenkunde.
Grundlagen – Anwendung – Therapie. Stuttgart:
Haug 2014.

Bühring, Ursel; Helga Ell-Beiser, Michaela Giersch:
Heilpflanzen für Kinder. Gesundheit aus der Natur.
Stuttgart: Ulmer 2015.

Gasperl, Hans: Das große Kneipp-Buch. Fünf Säulen
für ein gesundes und ausgeglichenes Leben. Salzburg:
Servus 2021.

Koch, Marianne: Unser erstaunliches Immunsystem.
München: dtv 2020.

Manych, Matthias; Georg E. Vogel: Stark –
Unser Immunsystem. Wie es uns schützt –
wie wir es unterstützen. Stuttgart: Trias 2010.

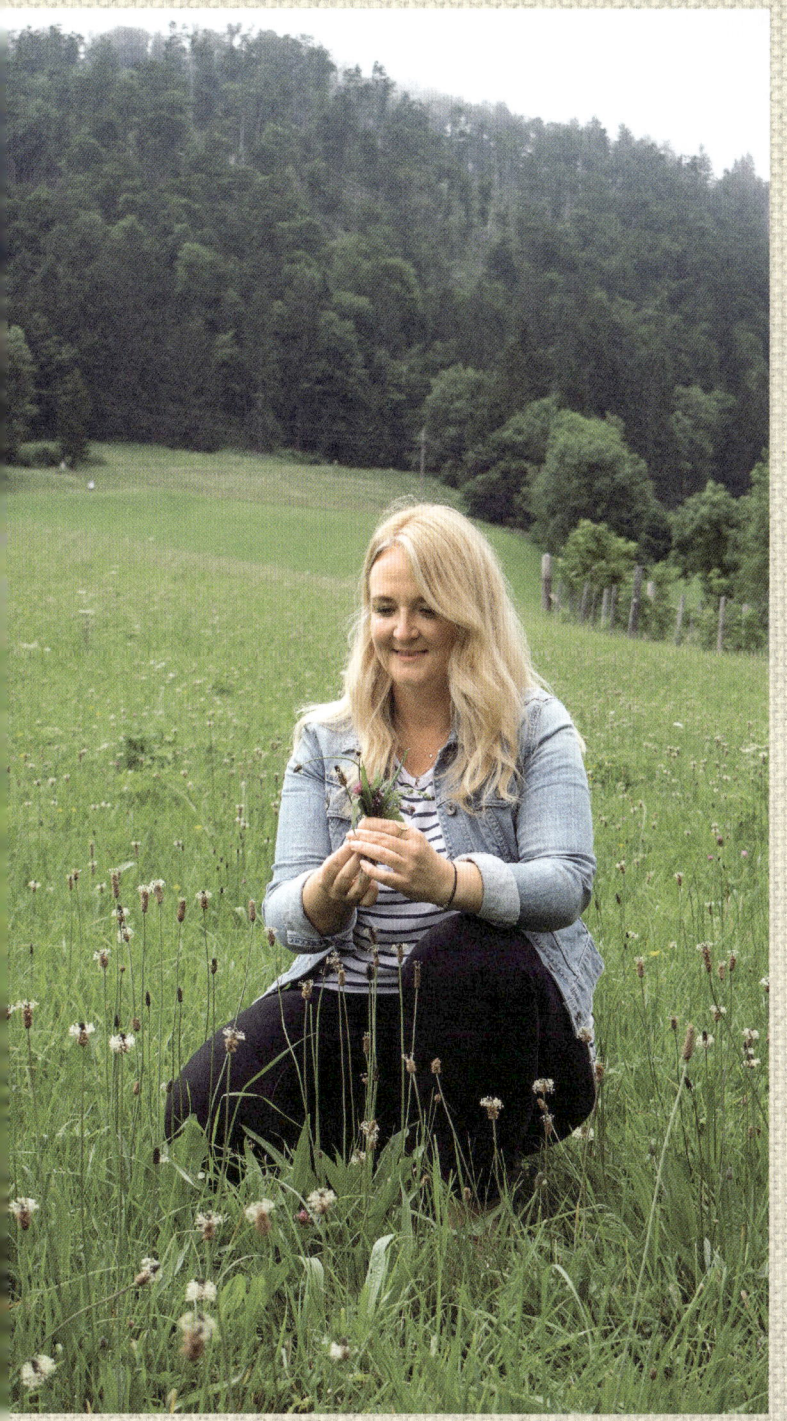

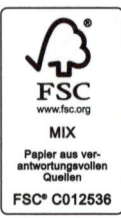
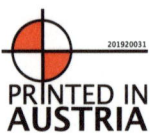

1. Auflage
© 2021 Servus Verlag bei Benevento Publishing Salzburg – München
eine Marke der Red Bull Media House GmbH, Wals bei Salzburg

Medieninhaber, Verleger und Herausgeber:
Red Bull Media House GmbH
Oberst-Lepperdinger-Straße 11–15
5071 Wals bei Salzburg, Österreich

Umschlaggestaltung und Satz: wir sind artisten
Lektorat: Elisabeth Skardarasy
Illustrationen Cover und Innenteil: Veronika Halmbacher, außer: Glasflasche
mit Lavendel: istock/arxichtu4ki; Zwiebel, Knoblauch, Thymian, Rosmarin:
istock/Vikeriya; Räucherwerk, Kresse: istock/Daria Ustiugova; Lindenblüte:
istock/Mika_48; Schlüsselblume: istock/juliawhite; Kamille, Schafgarbe,
Johanniskraut: istock/ElenaMedvedeva
Fotos Innenteil: Karina Nouman außer S. 135: Tareq Nouman

Printed by Buch Theiss GmbH in Austria
ISBN: 978-3-7104-0291-3

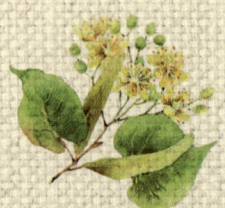